ज्ञान आरोग्यम

I'M NOT 80 I'M 18 WITH 62 YEARS EXPERIENCE

राज कुमार डोगरा

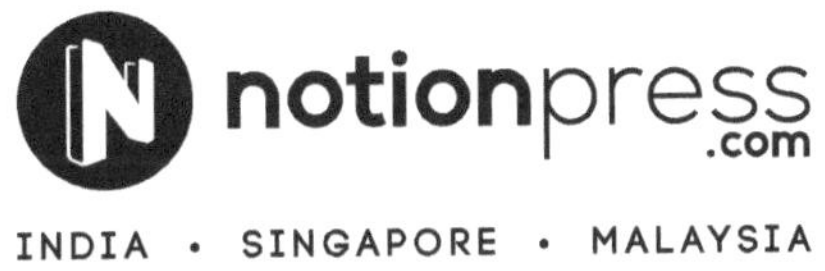

ISBN 979-8-89699-998-0

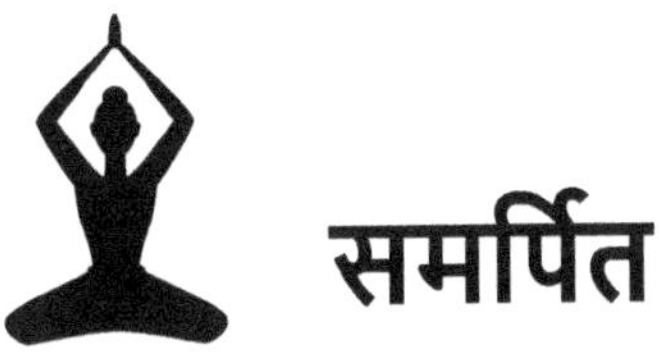

समर्पित

यह पुस्तक उन महानुभावों को समर्पित है जो बिना दवाई और बीमारी के 100 साल जीने की इच्छा रखते हैं।

मैं, इंजिनियर, राज कुमार डोगरा, उम्र 81 साल, (I.A.F.), से सेवा निवृत हूँ, मैं **आरोग्य भारती** संस्था से दस साल से जुड़ा हूँ

और इस पुस्तक के लिखने का विचार तथा शीर्षक भी इस संस्था के शीर्षक **"धर्मार्थकाम मोक्षाणां आरोग्यं मूलमुत्तमम्"** से ही आया। भारतीय योग संस्थान से, मैं 26 साल से जुड़ा हुआ हूँ, जिस का दिल से आभारी हूँ कि यदि मैंने इस संस्था से योग न सीखा होता तो मैं यह लेखन का काम नहीं कर सकता था और हो सकता है कि मेरा इस संसार से राम नाम सत हो गया होता। मेरा चश्मा भी उतर गया है, इस पुस्तक के अतिरिक्त, दो पुस्तकें और भी लिखीं हैं। योग करने से मेरी स्मरणशक्ति इतनी अच्छी हो गयी कि मुझे अपनी पुस्तकों के सारे लेख याद हैं। अत: **में आभारी हूँ माननीय प्रधान - भारतीय योग संस्थान, श्री देस राज जी का, महामंत्री श्री ललित गुप्ता जी का व अन्य अधिकारीगण जिन की योग मंजरी की जितनी भी प्रशंसा करूं कम ही होगी।**

मैं आभारी हूँ उन लेखकों का जिनके विचार, उनकी आज्ञा के बिना इस पुस्तक में डाले हैं। उनकी पुस्तक का नाम व लिखने वाले का नाम पुस्तक के अंत में bibliography में डाले हैं। आशा है उनको कोई शिकवा नहीं होगा। क्योंकि मैं एक भुक्तभोगी हूँ मैं किसी डाक्टर के भी विरुद्ध नहीं हूँ। जैसा कि देखा गया है जब चिकित्सा क्षेत्र में इतनी उन्नति नहीं हुई थी और न ही मैडिकल डिग्रियां थीं तब भी उपचार होते थे। जब पेंसिलीन की खोज नहीं थी तब भी लोगों के घाव ठीक होते थे। लक्ष्मण जी का, हनुमानजी ने जब जड़ी बूटी लाकर दी थी, तो इलाज हुआ था।

आज से हजारों साल पहले प्राकृतिक विधि से ही उपचार होते थे। हुंजा वैली का नाम तो सब ने सुना होगा वहाँ कोई भी बीमार नहीं पड़ता है, लोगों की आयु भी 125 साल से उपर ऊपर है और वह भी बिना रोग और दवाई के।

मैं जब अपने चारों ओर देखता हूँ तो लोग 45 की आयु में बीमार पड़ कर स्वर्ग सिधार रहें हैं रोग कोई भी हो। महाभारत के युधिष्टरजी के शब्द (वर्णन कहीं और है) सोच करके मैंने यह पुस्तक लिखने का प्रयास किया है। मैं चाहता हूँ कि यह पुस्तक हर घर पहुंचे तथा पढ़ने वाले इस का लाभ उठा कर, बिना रोग के लम्बी आयु जी सकें। धन्यवाद सहित।

विनीत: इंजिनियर, राज कुमार डोगरा

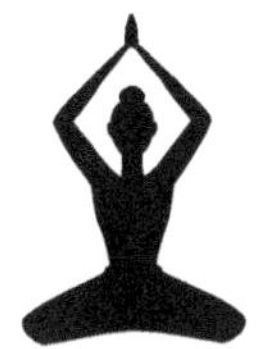

विषय सूची

प्रार्थना

ॐ विश्वानि देव सवित
दुरितानि परासुव -
यद् भद्रं तन्न आसुव ^^

हे संसार के ईश्वर, आपको नमस्कार, जो कुछ भी बुरा है उसे मुझ
से दूर रखना और जो कुछ भी अच्छा है मुझे देना

"धर्मार्थकाम मोक्षाणां आरोग्यं मूलमुत्तमम्"

अर्थात, इस शरीर से धर्म का पालन कर, अर्थ यानि कि धन कमाना, काम यानि कि कामनाएं पूरी करना-साथ ही साथ काम से बच्चे पैदा करके इस संसार को चलते रखना और अंत में शरीर का, अमृत की तरह त्याग कर मोक्ष को प्राप्त करना। अत: यह ऊपर चारों लक्ष्य प्राप्त करने के लिये स्वस्थ्य रहना ही इस शरीर का असली उदेश्य है।

It is folly to be wise where ignorance is blessed

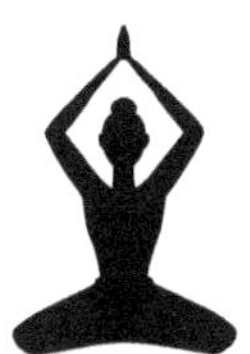 संदेश (महामंत्री विद्या भारती उत्तर क्षेत्र)

आदरणीय राज कुमार डोगरा जी,

पुस्तक ज्ञान "अरोग्यम" स्वस्थ्य जीवन की ओर एक कदम है इस को पढ़ने समझने तथा संदेश लिखने का आपने सुअवसर प्रदान किया आप को सादर प्रणाम करता हूँ।

आज की व्यस्त और तनावपूर्ण जीवनशैली में स्वस्थ्य व संतुलित जीवन जीने का महत्व पहले से कहीं अधिक बढ़ गया है। स्वास्थ्य न केवल शारीरक रूप से फिट रहने तक सीमित है, बल्कि मानसिक, समाजिक, और भावनात्मक संतुलन भी इसका अभिन्न भाग है। "ज्ञान अरोग्यम" पुस्तक उन सरल लेकिन प्रभावशैली आदतों, सुझावों और व्यवहारों से परिचित करायेगी, जो हमें स्वास्थ्य और खुशहाल जीवन की दिशा में प्रेरित करेंगी।

योग शिक्षक श्री राज कुमार की पुस्तक का उदेश्य केवल आरोग्य संबधित जानकारियों को साँझा करना ही नहीं है, बल्कि इसे एक ऐसा साथी बनाना है जो प्रतिदिन के जीवन में सकारात्मक बदलाव लाने के लिये प्रेरित करेगी। इसमें स्वास्थ्य से जुडी आदतों का वैज्ञानिक आधार, आयुर्वेद, योग और संतुलित आहार के सिधान्तो को सरल भाषा में प्रस्तुत किया गया है।

पाठकगण स्वास्थ्य को केवल एक लक्ष्य की तरह न देखें बल्कि इसे एक यात्रा मानकर विचार करें। एयरफ़ोर्स से सेवानिवृत योग साधक श्री राज कुमार जी की पुस्तक इस यात्रा की पथप्रदर्शक बन कर हमें कि कैसे छोटे छोटे प्रयास बडी सफलताओं का आधार बन सकते हैं।

मैं इस 81 साल के युवा, मन के धनी पुस्तक के लेखक को उनके अथक प्रयास, कथा, कहानियों के संग्रह और गहन शोध के लिये वधाई देता हूँ। मुझे विश्वास है कि यह पुस्तक पाठकों को अपने जीवन को स्वस्थ और खुशहाल बनाने के लिये प्रोत्साहित करेगी।

देस राज शर्मा

निर्देशक सर्वहितकारी विद्या मंदिर तलवाड़ा,

महामंत्री विद्या भारती उत्तर भारत,

कार्यकारणी सदस्य नवोदय विद्यालय समिति शिक्षा मंत्रालय भारत सरकार।

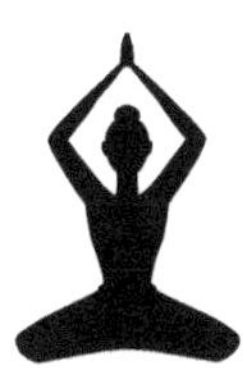

स्वास्थ्य से स्वास्थरक्षणंम

श्री राज कुमार डोगरा जी द्वारा लिखित पुस्तक "ज्ञान अरोग्यम" का योग प्रकरण मेरे विचार से बहुत उपयोगी है। उन्होंने स्वास्थ से स्वास्थ्यरक्षणंम पर युक्त आहार विहार के द्वारा रोगों से मुक्त रहने के मूल सिधान्तो का सुबोध विवेचन किया है। आहार, निद्रा, संयम द्वारा ब्रह्मचर्य का स्वस्थ्य-रक्षा के साथ कितना निकट सम्बन्ध है, इसका उन्होंने विशेष वर्णन किया है। स्वस्थ्य के लिये सदाचार पर विशेष बल देते हुए उन्होंने दिनचर्या, रात्रिचर्या और ऋतुचर्या का भी विवेचन किया है।

लेखक ने आर्य की इस धरती के ऊपर आर्य लोग कैसे वास करते रहे हैं और कैसे वास करना चाहिए और वास करते करते मोक्ष की प्राप्ती का मार्ग बहुत ही सरल अनुभव और बड़े बुजुर्ग के मध्य ज्ञान से ओत प्रोत एक छोटी सी पुस्यक के माध्यम से, बुद्धिमान लोगों के बीच प्रस्तुत की है।

मेरे मानना यह है कि लेखक जिस तरह योग में पूर्ण योगी बनते हुए नजर आ रहें हैं वे औरों को भी योगी बनने के लिये प्रेरित कर रहे हैं। सभी अध्ययन करने वाले इस ज्ञान अरोग्य्म की सहायता से आरोग्य को प्राप्त होते हुए 100 वर्ष से अधिक आयु पाते हुए पूर्ण परम आत्मा को प्राप्त होंगे। ऐसा मेरे मानना है। मैं साधुवाद करता हूँ, लेखक श्री राज कुमार डोगरा जी को जिन्होंने प्रणियों के लिये यह अनुपम भेंट प्रस्तुत की है। में चाहता हूँ कि श्री राज कुमार डोगरा जी की यह पुस्तक हर एक को पढ़नी व जीवन में उतारनी चाहिए। स्त्री, पुरुष व विधार्थी इस पुस्तक से लाभ उठा कर स्वास्थ्य रक्षा का संस्कार आने वाली पीढ़ियों

तक पहुंचा सकते हैं। आशा है कि डोगरा जी की यह पुस्तक इस दिशा में उपयोगी होगी।

शुभ कामनाओं सहित

वैद्य संजीव भारद्वाज

आरोग्य भारती कोशाध्क्ष पंजाब

जनवरी 1, 2025

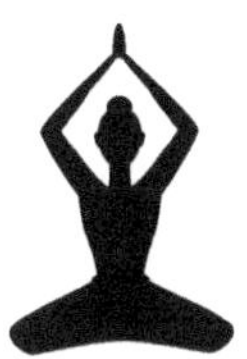# संदेश ((प्रस्तावना) कर्नल एसएस मिन्हास (सेवानिवृत्त)

प्रख्यात लेखक श्री राज कुमार डोगरा, जो पेशे से इंजीनियर हैं, भारतीय वायुसेना में सेवा देने के बाद पिछले 26 वर्षों से भारतीय योग संस्थान से जुड़े हुए हैं, एक प्रसिद्ध योग शिक्षक हैं, जो पंजाब, हरियाणा और अन्य लोगों के लिए योग कक्षाएं बीबीएमबी परिसर तलवाड़ा (पंजाब) में आयोजित करते रहे हैं। वह पिछले कई वर्षों से तलवाड़ा और उसके आसपास के शिक्षण संस्थानों में योग कक्षाओं से जुड़े हुए हैं।

वह ईसीएचएस पॉलीक्लिनिक तलवाड़ा में पूर्व सैनिकों और उनके आश्रितों के लिए योग कक्षाएं आयोजित करते रहे हैं और उन्हें यह भी बताते हैं कि योग का अभ्यास करके दवाएँ लिए बिना शरीर को बीमारियों से मुक्त करने के लिए कैसे देखभाल की जाए और इस तरह जीवन की अवधि को और बढ़ाया जाए।अतीत में बहुत से लोग उनके योग नुस्खों से लाभान्वित हुए हैं जिन्हें उन्होंने अपने पहले प्रकाशनों में पहले ही शामिल कर लिया था। वह पहले भी दो किताबें लिख चुके हैं यानी ज्ञान का गुलदस्ता और ज्ञान का झरना जिन्हें पर्यावरण ने खूब सराहा है।

यह पुस्तक आपको योग के उपचारों के अभ्यास के माध्यम से आत्म-खोज की यात्रा शुरू करने के लिए आमंत्रित करती है, जो एक कालातीत कला है जो अत्यंत सूक्ष्म विज्ञान पर आधारित एक आध्यात्मिक अनुशासन के साथ मन को सुसंगत बनाने का प्रयास करती है, जो मन और शरीर के बीच सामंजस्य लाने पर केंद्रित है।

यह पुस्तक प्राचीन और मध्ययुगीन युग के हिंदू ग्रंथों में चर्चा की गई मानव शरीर रचना, आश्रम प्रणाली यानी जीवन के चरणों को स्पष्ट रूप से कवर करती है।

यह पुस्तक हमारे शरीर की दस महत्वपूर्ण प्रणालियों अर्थात् कंकाल, मांसपेशी, रक्त संचार, श्वसन, पाचन, उत्सर्जन, ग्रंथि, तंत्रिका, प्रजनन और प्राण/उपप्राण पर प्रकाश डालती है और योग आसन और प्राणायाम के माध्यम से उचित उपाय करके इन्हें कुशलतापूर्वक कार्यशील बनाए रखने पर भी प्रकाश डालती है।

यह संदेशात्मक कार्य विभिन्न मानव रोगों और घरेलू उपचारों के माध्यम से उनके समय-परीक्षणित उपचार और उपयुक्त योग रणनीतियों को अपनाने का उल्लेख करता है।

मुझे पूरा विश्वास है कि यह पुस्तक समझदार और आकस्मिक पाठक को स्वस्थ जीवन के असंख्य पहलुओं पर बहुमूल्य अंतर्दृष्टि प्रदान करेगी।

कर्नल एस एस मनहस (सेवानिवत्त)

पूर्व निर्देशक सैन्य प्रशिक्षण-15, सेना, एकीकृत मुख्यालय (एमओडी) और पूर्व प्रधानाचार्य सैनिक स्कूल सुजानपुर टीरा (हिमाचल प्रदेश)

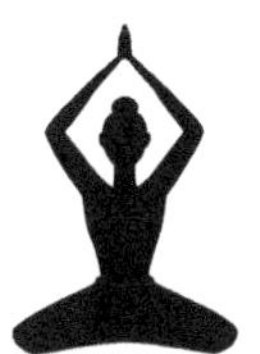

संदेश (प्रस्तावना) डॉ अशोक कुमार वाष्र्णेय)

वर्तमान स्थिति- वर्तमान युग विज्ञान और तकनीकी का है, प्रतिदिन नए नए आविष्कार हो रहे हैं तथा इन आविष्कारों के कारण मनुष्य की सुख सुविधाएँ भी बढ़ रही हैं। जीवन सरल और तेज गति से प्रगति कर रहा है, जीवन की गुणवत्ता भी अच्छी हो गई है, यातायात के साधनों का विकास होने के कारण सामान्य व्यक्ति की गति भी बढ़ गई है, संचार के माध्यम भी बहुत तेज़ी से बढ़ रहे हैं - पहले समाचार जानने के दो ही साधन थे - एक रेडियो और दूसरा समाचार पत्र, परंतु अब वह 24 घंटे चलने वाले TV channels हैं तथा प्रत्येक व्यक्ति के पास अपना Mobile है जिसमें जानकारी के लिए Social media के अलग अलग प्लेटफार्म उपलब्ध हैं, जिनके कारण कोई भी सूचना बहुत तेज़ी से अधिक स्थानों तक पहुँच जाती है जैसे अच्छे समाचार सर्व दूर दुनिया के एक कोने से दूसरे कोने में पहुँच जाती हैं, उसी प्रकार ग़लत सूचनाएँ भी उतनी ही तेज़ी से सब स्थानों तक पहुँचते हुए अपनी उपस्थिति दर्ज कराती है। अब प्रत्येक व्यक्ति के पास थोड़े ही समय में इतनी अधिक सूचनाएँ उपलब्ध रहती हैं कि वह चाहकर भी सभी को पढ़ नहीं सकता और अगर पढ़ लिया तो उनका विश्लेषण करने के लिए उसके पास समय नहीं होता है, जिसके कारण लोगों की विश्लेषण क्षमता (Analytical power) कम हो रही है। कोरोना में सभी व्यक्तियों को दूर दूर रह कर एक साथ सुनने, समझने तथा योजना बनाने के लिए, विद्यार्थियों को पढ़ाई करने के लिए, व्यापार करना, कुछ वस्तु ख़रीदना अथवा अकेले व्यक्तियों को बाहर से भोजन मंगवाना आदि कार्यों के लिए एक अतिरिक्त Online प्लेटफार्म उपलब्ध हो गया था। इसके साथ साथ चिकित्सा क्षेत्र में भी बहुत अधिक विकास हुआ है - पद्धति की गुणवत्ता में भी तथा Technology के अनुसार भी दोनों प्रकार से विकास हुआ है जिसके

परिणामस्वरूप सामान्य व्यक्ति की जीवन आयु पहले 65 वर्ष से बढ़ कर अब लगभग 73-74 वर्ष हो गई है।

दूसरा पहलू- इन सुविधाओं का उपयोग करने के कारण जहाँ एक ओर कुछ अच्छे कार्य हुए, वहीं दूसरी ओर इन सुविधाओं के अति उपयोग करने के कारण कुछ असुविधाएं भी होने लगी है। व्यक्तियों का जीवन अब पूर्व के समान व्यवस्थित न होकर अस्त व्यस्त जैसा दिखलाई देता है। वह चाहे उनकी दिनचर्या हो या ख़ान पान हो, उनका निवास स्थान हो या काम करने का स्थान - हर जगह हर व्यक्ति जल्दी में है, अधिकाधिक काम कर रहा है, सबसे आगे जाना चाहता है, इसी के परिणामस्वरूप अस्त व्यस्तता दिखलाई देने लगी है।वहीं एक दूसरा दृश्य भी है कि अधिक अथवा हर समय बिजली उपलब्ध होने के कारण कार्य के घंटे बढ़ गये हैं, रात में देर से सोना जिसके परिणामस्वरूप प्रातःकाल देर से उठना। अब यह सहज दिनचर्या हो गई है, वैसे ही खानपान भी बदल गया है। हर समय व्यक्ति को कुछ न कुछ काम रहने के कारण मस्तिष्क को कहीं विश्राम नहीं है - परिणामस्वरूप सामान्य व्यक्ति में भी तनाव का प्रतिशत बढ़ रहा है, अवसाद के रोगी बढ़ रहे हैं। कार्य के बोझ के कारण और अव्यवस्थित दिनचर्या के कारण मोटापा भी बढ़ रहा है, तदनुसार इन सभी से सम्बंधित रोग (मानसिक रोग) भी बढ़ते चले जा रहे हैं। कुल मिलाकर इनको हम **जीवन शैली जनित रोग** बोलते हैं, इन्हीं को मेडिकल की भाषा में हम **Non Communicable Diseases (NCD's)** बोलते हैं। इनकी संख्या अब इतनी अधिक बढ़ गई हैं कि अगर कुल 100 रोगी हैं तो उसमें से 83 रोगी जीवनशैली जनित रोगों से ग्रसित हैं; डायबिटीज हो या उच्च रक्तचाप, अनिद्रा रोग हो या भूलने की बीमारी, मोटापा हो या त्वचा संबंधी रोग, क़ब्ज़ की शिकायत हो यहाँ कैंसर की- सभी इस श्रेणी में आते हैं। जैसा इनका नाम है जीवन शैली जनित रोग वैसा ही इनका निदान हैं अर्थात अगर व्यक्ति अपनी जीवनशैली को थोड़ा व्यवस्थित कर ले तो वह स्वास्थ्य रह सकता है। यही वर्तमान की आवश्यकता भी है।

आयुर्वेद में कहा गया है कि **"यस्य देशस्य योजन्तु, तज्जम तस्य औषधम हितम"** अर्थात् जो व्यक्ति जहाँ रहता है, उसे वहीं की औषधि

लाभकारी होती है। इस प्रकार प्रत्येक व्यक्ति का स्वास्थ्य स्थानीय परिस्थिति, जलवायु और मौसम पर निर्भर करता है। जहाँ पर जैसी प्रकृति होती हैं जीव जंतु तथा पेड़ पौधों की भी वैसी ही प्रकृति होती हैं। प्रकृति में हर व्यक्ति उसके साथ तालमेल में है। वाह्य प्राकृतिक वायुमंडल में पांचों तत्व जिस मात्रा में उपलब्ध रहते हैं, मनुष्य के शरीर में भी वे पाँचों तत्व भी उतनी ही मात्रा में रहने के कारण शरीर स्वस्थ होता है। इनमें से कुछ भी कम या अधिक हुआ तो व्यक्ति हैं रोगी बनता है। एक विषय और ध्यान में आता है कि अधिकांश व्यक्ति जानते हैं कि स्वास्थ्य के लिए कौन सी वस्तु लाभदायक है अथवा हानिकारक है, तो भी जानते हुए भी वे स्वाद को प्राथमिकता देने के कारण हानिकारक वस्तुओं का उपयोग कर रोगी बनते जाते हैं यही **प्रज्ञा अपराध है।दिनचर्या** - प्रकृति आधारित दिनचर्या ही सर्वाधिक लाभकारी होती है अर्थात प्रातः ब्रह्म मुहूर्त में अन्य जीव जंतुओं के सामान अपना दिन प्रारंभ करना और सूर्यास्त के समय पूर्ण कर लेना। प्रातः काल की वायु अधिक Oxygenated होने के कारण शुद्ध भी होती है, स्वास्थ्यवर्धक भी होती है, इसलिए आवश्यकता है कि प्रातः काल सूर्योदय के पहले बिस्तर से बाहर आ जाए (मोबाइल पर न व्यस्त हों)। इसीलिए कहा गया है कि "**सुबह की हवा, लाख रुपये की दवा**"। यह प्रकृति का ऐसा वरदान हैं जो समान रूप से हर जगह सभी के लिए उपलब्ध है। अगर बचपन से ही है व्यवस्थित दिनचर्या की आदत डाल दी जाए तो वह प्रत्येक व्यक्ति के जीवन का अंग बन जाती है परिणामस्वरूप वाह जीवन भर इस प्राकृतिक वायुमंडल का सहज स्वाभाविक लाभ ले सकता है। इसमें एक पहलू ध्यान रखने योग्य है कि इस व्यवस्थित दिनचर्या को अधिक टाइट नहीं बनाना चाहिए अर्थात् दूसरे कामों के लिए बिलकुल समय ही न रहे हैं। थोड़ा ख़ाली समय भी रहना चाहिए कि अगर किसी आपात स्थिति में आवश्यक कार्य आ जाए तो उसका समायोजन अपनी दिनचर्या पालन करते हुए वह कार्य भी कर सकते हैं।

भोजन - प्रत्येक व्यक्ति के लिए भोजन शरीर का विकास करने, ऊर्जा देने और पोषण करने के लिए होता है। जैसा भोजन होगा,वैसा ही पोषण

होगा,वैसा ही मन भी तैयार होगा। **"जैसा खाए अन्न,वैसा बने मन।** यह कहावत इसीलिए ही चरितार्थ होती है। हमारे ऋषि मुनियों ने भी बहुत प्रारंभ काल से ही इसको अलग अलग पाँच भागों में विभाजित किया है।

पहला - नियमित भोजन अर्थात ऐसी वस्तुएँ जो प्रत्येक व्यक्ति को प्रतिदिन नियमित रूप से लेना चाहिए, उनको हमारे ऋषि मुनियों ने मसालों के रूप में उपलब्ध कराया है। ध्यान देने योग्य विषय है, कि मसाले केवल भारत में ही होते हैं। भारत प्राचीन काल से लेकर आज तक मसालों का व्यापार करता आया है; वस्तुतः वह शरीर की रोग प्रतिरोधक क्षमता को बढ़ाने वाले ऐसे पदार्थ है जो हमारे भोजन की गुणवत्ता को भी बढ़ाते हैं और शरीर की रोग प्रतिरोधक क्षमता भी बढ़ाते हैं तथा रोगों से रक्षा भी करते हैं। इन मसालों को घर की Dispansary कहना ज़्यादा अच्छा होगा।

दूसरा - ऋतु अनुसार भोजन - प्रत्येक व्यक्ति को जिस जलवायु में, जिस मौसम में और जिस स्थान पर जिन तत्वों की आवश्यकता होती है, प्रकृति ने उसे उसी जलवायु, उसी मौसम, उसी स्थान पर उन तत्वों को उपलब्ध कराने के लिए वैसी ही सब्ज़ियाँ, वैसे ही फल, वैसे ही औषधीय पौधे भी उपलब्ध कराए हैं। प्रत्येक ऋतु में प्रकृति के अनुसार फल सब्ज़ियां प्रत्येक व्यक्ति को हर समय उपलब्ध रहते हैं - जैसे गर्मी में अधिक पानी की आवश्यकता है तो प्रकृति ने आम,खरबूज, तरबूज़, हरी सब्ज़ीयां उपलब्ध करायी है, वहीं दूसरी ओर जाड़े के दिनों में मूली, गाजर, मटर, गोभी, तिल का सामान, मूंगफली का सामान आदि उपलब्ध कराए हैं। इसी प्रकार अन्य ऋतुओं और स्थानों पर भी वहाँ की प्रकृति के अनुसार सब्ज़ियां और फल उपलब्ध रहते है। स्थानीय और मौसम के अनुसार उपलब्ध वस्तुओं के सेवन से ही मनुष्य को सर्वाधिक लाभ होता है। वे ताज़ा मिलते हैं इसलिए स्वास्थ्य वर्धक हैं, सस्ते भी मिलते हैं इसलिए यह आर्थिक दृष्टि से लाभकारी भी है।

तीसरा - विरुद्ध आहार - प्रत्येक व्यक्ति अपने मन पसंद से भोजन पदार्थों का सेवन तो करता है, परंतु कभी कभी वह अपनी बुद्धि का अधिक प्रयोग करने के कारण किसी भी वस्तु का किसी अन्य वस्तुओं के साथ उपयोग कर लेता है,जिससे कई बार वह प्रकृति के अनुसार मेल नहीं खाता।आवश्यकता

है कि जिस ऋतु में जो फल सब्ज़ी है, उसका उसी ऋतु में प्रयोग करना चाहिए। प्रत्येक वस्तु की एक प्रकृति भी होती है उदाहरण के लिए दूध और दही - यह है दोनों डेरी प्रोडक्ट है, लेकिन दोनों की प्रकृति अलग अलग होने के कारण अलग अलग उपयोग तो लाभकारी हैं, परंतु एक साथ लेने से वह हानिकारक है। या तो दूध वाली वस्तु का सेवन करना या दही वाली वस्तु का सेवन करना, दोनों एक साथ नहीं। यह प्रकृति विरुद्ध कहलाती है। आज कल और एक कठिनाई आ गई है, कि एक तरफ़ व्यक्ति गरम गरम भोजन करना चाहते हैं और वहीं दूसरी ओर उसके साथ ठंडा पानी, ठंडा दही, ठंडा सलाद, ठंडे फल प्रयोग करना चाहते हैं। ध्यान रहे कि हमने भोजन गरम क्यों लिया था, क्योंकि वह आसानी से पच सकता है। अगर हमने कोई ठंडी वस्तु उसके साथ जोडी तो पाचन तंत्र का तापमान जठराग्नि को कम कर देगा अर्थात जो भोजन साढ़े 3 -4 घंटे में पचना चाहिए वह साढ़े 5-6 घंटे लेता है। भूख लगने पर ही भोजन करना उचित रहता है, भूख नहीं होने पर भोजन करना विरुद्ध आहार की श्रेणी में आता है। मनुष्य के सभी बड़े तन्त्र 24 घंटे में दो बार सक्रिय होते हैं,उसी समय पर उनका सदुपयोग करने पर स्वास्थ्य के लिए लाभकारी होता है जैसे प्रातःकाल 3 बजे लेकर 5 बजे तक उत्सर्जन क्रियाएँ सक्रिय होती है, प्रातः काल 7 बजे से लेकर 9 बजे तक पाचन तंत्र सक्रिय होता है; ठीक इसी प्रकार 12 घंटे बाद साइकिल इसी समय पर चलती है। जब उत्सर्जन तंत्र सक्रिय है तो हमको उस समय पर वही काम करना चाहिए, पाचनतंत्र सक्रिय हैं तो भोजन करना चाहिए। जैसे उचित समय पर कि भोजन न करने से शरीर के पाचक रस सक्रिय न होने के कारण अच्छा स्वादिष्ट सुपाच्य भोजन भी स्वास्थ्य के लिए उपयोगी नहीं होता।

इस क्रम में एक दूसरा पहलू स्मरण रखने के लिए है कि जो भोजन हम कर रहे हैं, वह **संतुलित भोजन** होना चाहिए। आयुर्वेद में इसके लिए कहा गया कि **षडरस भोजन** संतुलित भोजन है अर्थात मधु, अम्ल, लवण, कटू, तिक्त, कषाय - इस क्रम से ही भोजन पदार्थों को ग्रहण करना चाहिए। इसी प्रकार से **उचित मात्रा** में भोजन ग्रहण करना यह भी आवश्यक है। कोई पदार्थ हम को अधिक पसंद है, वह सामान्य मात्रा में लेने पर ही स्वास्थ्यवर्धक और लाभकारी है। अगर उसे अधिक मात्रा में

सेवन किया जाएगा तो वह स्वास्थ्य के लिए हानिकारक भी बन सकता है अर्थात भोजन संतुलित होना चाहिए।

पाचक वस्तु (Antidots) - भोजन के लिए कुछ वस्तुओं के साथ कुछ अन्य वस्तुयें आवश्यक बतायी गई है - जैसे मूली के साथ उसका पत्ता सेवन करना, तरबूज़ के साथ नमक, ख़रबूज़ के साथ शर्बत, केले के साथ इलायची, अमरूद के लिए सौंफ- ये सभी वस्तुएँ भोजन पदार्थों के पाचन में सहायक होने के कारण उनकी पाचक कहलाती है। भोजन का पूरा लाभ लेने के लिए इन वस्तुओं के साथ उनकी सहयोगी तत्वों को भी समाहित करने से भोजन संतुलित और उचित समय पर पचने योग्य हो जाता है।

विशेष अवसरों पर - कुछ विशेष अवसरों के लिए कुछ विशेष प्रकार की वस्तुएं प्रयोग करने के लिए बतायी गई हैं - जैसे चैत्र माह में पूरे देश में अलग अलग प्रकार से **नीम** का प्रयोग बताया गया है जो शरीर की रोग प्रतिरोधक क्षमता को बढ़ाने में सहायक होता है; शरद, हेमंत, शिशिर और बसंत ऋतु **आंवला** सेवन के लिए आग्रह किया गया है, प्रकृति ने भी आंवला इसी मौसम में उपलब्ध कराया है। सनातन संस्कृति में दीपावली के 9 वें दिन आंवला नवमी होती है तब से लेकर होली के चार दिन पूर्व तक आंवला एकादशी तक आंवला सेवन के लिए बताया गया है। उसी प्रकार माघ मास में जब मकर संक्रांति का उत्सव होता है तो **तिल और गुड़** का सेवन बताया गया है। भारतीय संस्कृति में पूजा पाठ का भी विशेष महत्व है। लगभग सभी पूजा पद्धतियों में **पंचामृत** की जानकारी दी गई है। यद्यपि पंचामृत में 5 वस्तुयें है सभी एक दूसरे के लिए विरुद्ध आहार की श्रेणी में आती है - जैसे गाय का दूध, गाय का दही, गाय का घी, शहद और मिश्री वैसे यह सभी एक दूसरे के लिए विरुद्ध आहार की श्रेणी में आती है परंतु पांचों मिलकर कि शरीर के लिए अमृत के समान है, इसी कारण उसको पंचामृत कहा गया है।

अतः ठीक समय पर, कुछ नियमित, कुछ ऋतु के अनुसार, कुछ विशेष अवसरों पर, कुछ वस्तुओं के पाचक के साथ उपयोग करने के कारण शरीर को जलवायु, मौसम और स्थानीय परिस्थितियों के अनुसार पोषण देते हैं। ऐसी स्थिति में भोजन एक औषधि का काम करता है। चिकित्सा विज्ञान से जुड़े हुए हैं एक बड़े, चिकित्सक **Dr. Hippocrate** जिनकी

शपथ लेकर चिकित्सा विद्यार्थी चिकित्सक बनते हैं उन्होंने कहा है कि **"Let thy your food is your medicine rather than your medicine is your food"।** आयुर्वेद में भी कहा गया - **"आहार एव औषधि"** अर्थात **Your food is medicine।**

कुल मिलाकर भोजन जब पेट में जाता है तो उसकी दो ही अवस्था होती हैं या तो पाचक रसों के सहयोग से वह छोटे छोटे तत्वों में परिवर्तित होकर शरीर में ऊर्जा प्रदान करने का कार्य करेगा और अगर कुछ गड़बड़ी हुई तो यही भोजन सड़ने से ज़हर का भी काम करता है। इसीलिए कहा गया है कि ये सभी रोग पेट के ठीक होने से ही ठीक होते हैं और पेट के ख़राब होने से ही रोग भी उत्पन्न करते हैं। अतः प्रत्येक व्यक्ति को स्वस्थ रहने के लिए हर समय पर उसका संतुलित होना, उचित मात्रा में और समय पर भी होना चाहिए।

व्यायाम- व्यक्ति को स्वस्थ रहने के लिए शारीरिक व्यायाम करना अति आवश्यक है। प्रतिदिन नियमित रूप से कुछ ना कुछ समय निकालकर प्रत्येक व्यक्ति को कुछ ना कुछ व्यायाम करना चाहिए, जिससे शरीर की मांसपेशियां, शरीर के विभिन्न अंग प्रत्यंग ऊर्जावान बने रहते हैं। हम छोटी दूरी में पैदल चल सकते हैं, लिफ्ट के स्थान पर सीढ़ियों का प्रयोग भी कर सकते हैं, हर समय वाहन का प्रयोग नहीं कर कभी कभी पैदल जाना भी अच्छे व्यायाम का प्रकार हो सकता है। प्रत्येक व्यक्ति को कम से कम प्रतिदिन 10 हज़ार क़दम चलना या आधा घंटा योग व्यायाम करना अथवा पाँच किलोमीटर तेज़ गति से पैदल चलना चाहिए। उसी प्रकार मानसिक स्वास्थ्य के लिए भी कोई न कोई प्राणायाम,मौन, जप,ध्यान अथवा जिन किन्हीं भी देवता को मानते हों, उनकी पूजा पाठ भी करना चाहिए। इससे व्यक्ति शारीरिक और मानसिक रूप से स्वस्थ बना रहता है। वर्तमान समय में अलग अलग कामों के दबाव में व्यक्ति सबसे पहले व्यायाम को ही छोड़ता है, जोकि किसी भी व्यक्ति के स्वास्थ्य के लिए एक आवश्यक पहलू है।

विहार- हम जहाँ भोजन एवं अन्य कार्य करते हैं वहाँ का वायुमंडल भी स्वास्थ्य के लिए महत्वपूर्ण होता है। थोड़ी देर के लिए विचार करिए कि हम जहाँ रहते हैं वह बहुत अधिक सामान अस्त व्यस्त पड़ा हो,गंदगी का

ढेर लगा हो, पर्यावरण की दृष्टि से भी अनुकूल वायुमंडल न हो, तो क्या वहाँ पर रहने वाला व्यक्ति स्वस्थ रह सकता है। अतः स्वच्छता स्वास्थ्य के लिए अत्यंत महत्वपूर्ण विषय है।वहीं दूसरी ओर घर का सामान अगर व्यवस्थित लगा है तो सकारात्मक ऊर्जा प्रवाहित होती है। अगर इसमें एक काम और हो जाए कि परिवार के सभी सदस्य 24 घंटे में एक बार सामूहिक रूप से कुछ न कुछ गतिविधि करते रहें,आपस में सभी में स्वाभाविक संवाद होता हो तो वहाँ पर सकारात्मक ऊर्जा का प्रवाह होने के कारण स्वास्थ्यवर्धक वायुमंडल निर्माण होता रहेगा। यह प्रत्येक व्यक्ति तथा परिवार के लिए आवश्यक पहलू है।

सकारात्मकता- इसी प्रकार एक अन्य आवश्यक पहलू है कि जब सब कुछ सही होने के बाद भी अर्थात हमारी दिनचर्या प्रकृति आधारित हो, ऋतु अनुसार आहार विहार, नियमित व्यायाम तथा आस पास का वायुमंडल भी स्वास्थ्यवर्धक हो और इन सबके वाबजूद अगर नकारात्मक चिंतन या प्रश्नवाचक मन हो अथवा दूरियाँ बढ़ रही हों तो वह भी स्वास्थ्य के लिए हानिकारक है। अतः आवश्यक है कि व्यक्ति का चिंतन सकारात्मक होने से जीवन के अनेक कार्य सही हो जाते हैं। प्रत्येक व्यक्ति को भी समय के साथ अपनी सीमाओं को भी जानना चाहिए अर्थात् आर्थिक, सामाजिक और पारिवारिक दृष्टि से उसकी स्थिति किस प्रकार की है, उसी के अनुसार उसको विचार करना चाहिए एवँ योजना बनानी चाहिए जिससे कि वह अपने पूर्व निर्धारित लक्ष्यों को प्राप्त कर सकें।

अन्यान्य - स्वास्थ्य से जुड़े हुए कुछ अन्य पहलू भी hein है जो अलग अलग प्रकार से महत्वपूर्ण है - जैसे प्रत्येक व्यक्ति को अच्छा परिश्रम करते हुए आना चाहिए। **परिश्रमशीलता** सफलता की कुंजी होती है। हर व्यक्ति अपने अपने प्रकार से सोचता है, प्रयोग करता है, करते रहना चाहिए - यही **सृजनात्मकता** उसको नया नया स्वरूप देती है, यह भी एक आवश्यक गुण है। भारतीय संस्कृति में कहा गया है कि "**आ नो भद्राः क्रेतवों यन्तु विश्वत: "**(Let nobel thoughts come from all sides) अर्थात व्यक्ति को कोई भी अच्छा विचार या विषय या सुझाव कहीं से भी मिले, उसे स्वीकार करना चाहिए। **स्वीकार्य मनोबुद्धि** (Accepting Mentality) व्यक्ति को नई नई चीजें सीखने के लिए तैयार करती है, उसकी गुणात्मकता में वृद्धि होती है,

स्वास्थ्य भी अच्छा होता है, नये नये विचार भी आते हैं। चूंकि हमारे भारतीय जीवन पद्धति में सामूहिकता का भी विशेष महत्व है, इसलिए संयम पूर्वक स्वास्थ्य के नियमों का स्वयं पालन करना, परिवार में पालन कराने का प्रयास करना तथा अन्य व्यक्तियों को भी उसी प्रकार पालन कराने के लिए वायुमंडल तैयार करना चाहिए। इसी को कहते हैं **"Be and Make"** अर्थात हम स्वयं करेंगे, दूसरों को भी सिखाएंगे। वास्तव में नई पीढ़ी पुरानी की तुलना में अधिक समझदार होती हैं। नई पीढ़ी में प्रत्येक व्यक्ति तथा कार्य को हमने तार्किक पद्यति (Logically) से समझाया तो वे स्वीकार करने के साथ साथ हमसे भी ज़्यादा श्रद्धापूर्वक पालन करते हैं। अतः संस्कृति, परंपरा, रीति रिवाजों के बारे में परिवार में तार्किक ढंग से समझाने से बहुत अच्छे परिणाम आते हैं। अंत में **"अति सर्वत्र वर्जयेत"** (Excess of anything is wrong)। अगर सब कुछ अच्छा है, किसी भी दिशा अथवा विषय में हमने अति की जैसे अति अव्यवस्थितता, अति सकारात्मकता, अति व्यायाम, अति आराम - कुछ भी अधिक करने पर वह हानिकारक हो सकता है। दूसरी किसी गुण को कम कर सकता है। इसलिए अच्छे स्वास्थ्य के लिए व्यक्ति को समुचित मात्रा और प्रकार से ही स्वास्थ्य संबंधी व्यवस्थाओं का पालन करना चाहिए। कुल मिलाकर यह सारी चीज़ें अभ्यास से ही ठीक होती है अर्थात **Practice makes a man perfect (साधनों से ही सभी चीज़ें सधती है)।** यही हमारे लिए एक महत्वपूर्ण पहलू है कि हम नियमित रूप से ऐसे सब विषयों को जानें और स्वभाव का अंग बनाए तो अवश्य ही हम बिना औषधि के छोटे छोटे उपक्रमों को नियमित रूप से करते हुए जीवन भर स्वस्थ रह सकते हैं।

प्रस्तुत पुस्तक में **श्री राज कुमार डोंगरा जी** ने अपने जीवन के अनुभवों को जो स्वास्थ्य के नियमों के अनुरूप रहे हैं, स्वयं पालन किया है और **आज भी 82 वर्ष में भी 18 वर्ष जैसी ऊर्जा** के साथ नियमित रूप से काम करते हुए दिखाई देते हैं। जीवन के अनुभवों से युक्त यह पुस्तक अवश्य ही सभी पाठकों के लिए लाभकारी होगी। शुभकामनाओं के साथ।

डॉ अशोक कुमार वार्ष्णेय

राष्ट्रीय संगठन सचिव, आरोग्य भारती

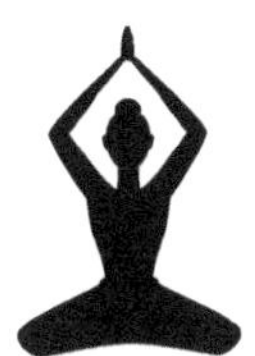

प्राककथन (1008 श्री महंत रमेश दस जी)

भगवान की बनाई हुई सृष्टि में मानव सर्व श्रेष्ट प्राणी है। ईश्वर को अत्यंत प्रिय है। मनुष्य की यह पांच भौतिक देह विनश्वर होते हुए भी कई दिव्यताओं से परिपूर्ण है। धर्म की रक्षा का सर्वोत्तम साधन है, बशर्ते यह निरोग है। निरोग कैसे हो?

यह जानने के लिये श्री राज कुमार डोगरा द्वारा लिखित नई पुस्तक "ज्ञान आरोग्यम" का अध्ययन मनन और आचरण करना आवश्यक है। श्री राज कुमार जी का 60 वर्षों का अनुभव, अभ्यास, एक कर्म योगी और योगी का यह अद्वतीय उपहार है जो पाठकों को, जिज्ञासुओं को स्वस्थ रहने में, उनके जीवन में महत्वपूर्ण भूमिका निभाएगा। मुझे आदि से लेकर अंत तक इस कृति को पढ़ने का सुअवसर प्राप्त हुआ। उन्होंने, वेदों, पुराणों, रामायण व भगवदगीता, एवं लेखकों की रचनाओं के **उदाहरण देकर अपनी लेखनी को सशक्त किया है।** "योगसचित्वृति निरोध:" अकाग्र मन होकर अत्यंत सरल बोध गम्य वाणी में उन्होंने समझाने का प्रयास किया है। 80 वर्ष की आयु में उनका यह प्रयास मानव मात्र के लिये कल्याणकारी होगा। यही मेरी इस कृति के प्रयास लिये और डोगरा जी के लिये मेरी मंगल मयी मंगल कामना है।

हरी ॐ तत-सत

1008 श्री महंत रमेश दस जी,

दरबार 1008 वैष्णवाचार्य बाबा लाल दयाल जी,

महाराज, दातारपुर रामपुर हरिद्वार।।

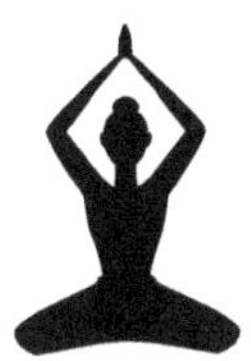

प्रस्त्वाना (लेखक की ओर से)

मैं कोई डाक्टर, वैद्य, हकीम या विशेषज्ञ नहीं, जो कुछ भी हूँ परन्तु एक भुक्तभोगी हूँ। मेरा यह पुस्तक लिखने का उदेश्य कोई रोग ठीक करना नहीं अपितु 100 साल तक निरोग रहना है और वह भी बिना किसी दवाई के। अतः यह पुस्तक आप के हाथ में है। क्योंकि यदि रोग हो जाए व किसी भी पद्धति से ठीक कर लिया जाए फिर भी शक्ति तो क्षीण होती ही है, चाहे रोग लम्बा हो या फिर छोटा।

उस सृष्टिकर्ता ने प्रत्येक प्राणी के भोजन का प्रबन्ध करके ही उसे इस पृथ्वी पर भेजा है। जैसे कि हिरन, बकरी इत्यादि के लिए बनस्पति व घास इत्यादि तथा उनके बच्चों के लिये उनकी अपनी माँ का दूध। मांसाहारी जीवों के लिए यह शाकाहारी जीव जैसे हिरन, बकरी इत्यादि। यहाँ तक कि कुछ जीवों की पोटी (excreta) कुछ जीवों का भोजन भी है, लेकिन मनुष्य के लिए शाकाहारी भोजन ही है, परन्तु मनुष्य इतना चतुर और बलवान् है, वह इन दोनों - शाकाहारी जीवों का भोजन व शाकाहारी जीवों को भी चट कर जाता है। साथ ही साथ अनेकों रोगों का शिकार भी हो जाता है। तत्पश्चात आरम्भ होता है इलाज़। इलाज क्या होना, होता है भांति-भांति के रोगों का जन्म। इसके साथ आरम्भ हो जाती है जीवन प्रयन्त खाने वाली दवाएं जैसे कि दिल के लिए, मधुमेह के लिए व चमड़ी के रोगों के लिए दवाई। बड़े-बड़े डाक्टर, बड़े-बड़े हस्पताल, नई-नई दवाएं कोई भी बीमारी समाप्त नहीं कर पाये हैं। अब 3 Ds - Diseases, Doctors, & Drugs की होड़ सी लगी हुई है वह भी एक दूसरे से बढ़ चढ़ कर। नए-नए नाम के रोग आते जाते हैं (जैसे कि कोरोना) परन्तु बीमारी कभी समाप्त नहीं होती है। कहावत उचित लगती है, **"मर्ज़ बढ़ता गया ज्यों ज्यों दवा की"**.

कुछ लोगों की (जो साधन संपन्न हैं) धारणा है कि दवाइयों के उपयोग से हम स्वस्थय रह सकते हैं परन्तु यह एक गलत व व्यर्थ सोच है क्योंकि दवाई की आवश्यक्ता तब ही पड़ती हैं जब हम अस्वस्थय होते हैं। दवाई से स्वस्थय हो या न हो परन्तु अस्वस्थ स्थिति बहुत हानि कर जाती है।

एक उदाहरण लेते हैं कि शुगर का रोगी दवा (इन्सुलिन) लेता है। एक निश्चित मात्रा प्रति दिन लेता है। एक दिन निश्चित मात्रा ले ली साथ ही ज्यादा परहेज कर लिया या फिर मेहनत अधिक कर ली तो उसकी शुगर स्वभाविक रूप से कम हो जाएगी, जिसके लिए उसे बचाने के लिये, उस के मुँह में चीनी डालनी पड़ेगी। ......

अब दूसरा उदाहरण लेते हैं, एक मनुष्य जो स्वस्थ है उसने बहुत सारी मिठाई खाने के बाद कप काफी भी पी लिया। सोचो उसका क्या होगा? उसने जो ज्यादा मिठाई खाई है उसे पचाने के लिए उसके अन्दर की मशीन स्वतः ही चालू हो जाएगी (पैनक्रियाज इन्सुलिन बनाना आरम्भ कर देगी)। जब मिठाई की चीनी इस से पच जाएगी तो मशीन (शरीर की) स्वतः ही बन्द हो जाएगी। इस संसार में जितनी भी दवाइयों की फैक्ट्रीयां लगी हैं वे सब की सब हमारे शरीर के अंदर विराजमान हैं और उनकी विशेषता यह कि सब की सब आटोमेटिक हैं

एक बार मैं अपने बीमार सम्बन्धी को मिलने एक नामी अस्पताल में जा पहुँचा। वहां पर बीमारों को देखकर बहुत क्षुव्ध हुआ। चारों ओर दवाइयों की वास (smell), लोगों के पसीने की वास तथा उनके कराहने की आवाजें थीं।

मैं गांव में जन्मा, पला, बढ़ा हूँ, वहां देखा है कि जंगली जानवर बीमार नहीं होते थे और घरेलू जानवर जब कभी अस्वस्थ हो भी जायं तो अपना चारा छोड़ देते थे और स्वयमं ही स्वस्थ हो जाते थे। कुत्ते दुबा खाकर तथा वमन करके स्वयमं स्वस्थ हो जाते थे। बिल्ली छत पर धूप में बिना हिले-डुले पड़ी रहती, तथा स्वतः ही ठीक हो जाती थी। मेरी माता जी बताती थीं - 84 लाख योनि के बाद ही मनुष्य का जन्म मिलता है। इस योनि में मनुष्य ही

वह जीव है जो सब 84 लाख योनियों में सब से समझदार है। परन्तु आज देखता हूँ व सोचता हूँ कि यह सबसे समझदार जीव (मनुष्य) सब से दुःखी है। इस धरती पर और भी जीव हैं जैसे कि स्थलचर, नभचर तथा जलचर। इनमें मनुष्य को ही इतने रोग क्यों? हमारे में तथा जानवरों में अन्तर कहां है - तो मन एक बिन्दु पर ठहर जाता है कि जीव प्रकृति माँ की गोद में रहते हैं और हम मनुष्य धीरे-धीरे प्रकृति से दूर होते जा रहें हैं।

"इदं शरीरं कौन्तेय क्षेत्रमित्यभिधचिते।

एतदयों वोत्रि तं प्राहुः क्षेत्रज्ञइति तव्विदः।। (गीता 13.1)"

श्री कृष्ण जी अर्जुन को बताते हैं कि यह शरीर को क्षेत्र कहते हैं और जो इस शरीर को जानता है उसे क्षेत्रज्ञ कहते हैं। इस क्षेत्र में जो बोएंगें वही हम काटेगें और वह भी जैसे जैसे समय बीतेगा।

मैं अपनी बात लगे हाथ बता दूँ कि जब मैं 26 साल का था, तब मेरी टांग (टखने के पास) गर्म लोहे से लग कर जल गई। क्योंकि घाव छोटा था, वहां बरनौल (जले के लिए दवा) लगा कर पट्टी बांध ली। एक सप्ताह बीत गया, तो एक डाक्टर को घाव दिखाया तो उसने पैनसीलीन (प्रोकीन पैनसीलीन) के 17 टीके एक एक कर लगा दिए, जब कोई फर्क नहीं पड़ा तो हस्पताल में दाखल हो गया। यहां भी पैनसीलीन (स्टेप्टो पैनसीलीन) के 17 टीकों का कोर्स भी पूरा किया, लेकिन तब तक घाव बढ़ते बढ़ते घुटने तक पहुँच गया, टखने से लेकर घुटने तक छोटी छोटी फिसियां हो गईं तथा उनसे पीला सा गाढ़ा द्रव्य बहने लगा। फिर डाक्टर को बताया गया कि इस पीले द्रव्य के अतिरिक्त और भी कष्ट हैं, जैसे कि सिर में सीकरी, मुँह में छाले, चमड़ी खुशक सी, आखों व कान में बेचैनी तथा कोष्ठबंधता(Constipation)। डाक्टर ने भरोसा दिलाया कि पहले आप की टांग का जख्म ठीक करना है, बाकी बाद में। तब मेरे मन में विचार आया कि ये टीके लगने से पहले मुझ में ऐसा कोई रोग न था तो क्या ये नए रोग इस पैनसीलीन कि देन है?

सोच गयी कि जंगलों में पशु पक्षी बिना किसी डाक्टर व दवाई के प्रकृति माँ की गोद में विल्कुल स्वस्थ्य रहते हैं, अतः क्यों न मैं भी

प्रकृति मां का ही सहारा लूँ। पहला परिवर्तन भोजन से आरम्भ हुआ। कच्चा खाने की कला की किताब हाथ लगी। भोजन पकाने की जगह कच्चा खाना, हरी सब्जी या सलाद रूप में खाना आरम्भ किया। देखते ही देखते रोग के सभी लक्षण साफ होने लगे। जला हुआ जख्म भी ठीक हो गया, तब ज्ञान और भी पक्का हो गया कि शरीर के रोग हमारे स्वयम् के पैदा किए हैं, चाहे गलत खान पान, गलत रहन सहन तथा दवाइयां विशेष कर अंग्रेज़ी।

उस दिन से बाद दवाइयों से परहेज़ हो गया। आदमी जिस रास्ते पर चलता है, उसे उसी विचारों व विचारधारों के लोग मिलते जाते हैं। जैसे मन्दिर की राह पर, स्कूल की राह पर तथा मयखाने की राह पर। मेरे साथ भी ऐसा हुआ, ढेरों किताबें मिली जो अच्छे-अच्छे लेखक, जिन का वर्णन पुस्तक के अंत में दिया है। उनमें ज्यादातर लेखक रोगों के उपचार पर जोर देते हैं। परन्तु उन सब से हटकर **स्वस्थ्य तथा आरोग्य** रहने पर ही मेरा विषय विशेष है।

इस संसार में कोई जीव ऐसा पैदा नहीं जिसकी आवश्यकताओं (भोजन व स्वास्थ्य) का ध्यान उस प्रभु/ भगवान/प्रकृति माँ ने न रखा हो। मनुष्य को छोड़ कर बाकी सब जीव, जो प्रकृति माँ की गोद में रहते हैं, सभी स्वस्थ रहते हैं। **स्थल में, नभ में व जल में, न कोई डाक्टर, न कोई अस्पताल और न ही मैडिकल स्टोर हैं।**

इस संसार में मनुष्य निर्मित कोई भी मशीन, जो चाहे कितनी भी मंहगी क्यों न हो तथा कितनी भी विश्वसनीय क्यों न हो, उसके पुर्जे समय असमय बदलने ही पड़ते हैं। कम्पयूटर जो कि बहुत चर्चित है परन्तु वह भी आए दिन खराब हो जाता है तथा सुनने को मिलता है System down है।

परन्तु उस सर्व शक्तिमान का निर्मित यह मानव शरीर तथा सारे के सारे ब्रह्मांड के जीव, प्राण धारक, अपने आप चले जा रहे हैं तथा हरेक की आयु निश्चित है जिसमें मनुष्य के प्रत्येक अंग की आयु चाहे बड़ा हो जा छोटा, सौ साल से कम नहीं। किसी भी अंग को बदलने की

आवश्यक्ता नहीं। जैसे किसी मशीन को चलाने के लिए बाहरी शक्ति अथवा तेल की आवश्यक्ता होती है वैसे ही इस शरीर को चलाने के लिए या फिर चलते रहने के लिए भोजन (पौष्टिक भोजन) आवश्यक है। यदि मशीन खड़ी रहेगी तो पुर्जे जंगाल खा जाएंगे, ठीक वैसे ही शरीर भी कुछ काम न करने से बेकार हो ही जाएगा। अतः इस शरीर को सौ साल तक जिंदा रखने के लिए एक तो पौष्टिक भोजन (विकार रहित तथा प्राकृतिक) होना चाहिए तथा **शरीर का व्यायाम भी** आवश्यक है

मेरा, इस किताब **"ज्ञान आरोग्यम्"** को लिखने का उदेश्य सिर्फ और सिर्फ, शरीर को एक सौ साल तक, "बिना रोग के स्वस्थय, कैसे रखा जाए" है। क्योंकि यदि रोग हो जाये और किसी भी पद्धति से रोग दूर कर लिया जाये परन्तु रोग होने व उसे ठीक करने तक इस बेचारे शरीर की कितनी हानि हो जाती है। और यदि रोगी गलत हाथों में पड़ जाए तो वही "रोग बढ़ता गया ज्यों ज्यों दवा की"। तथा कई बार जान से भी हाथ धोना पड़ता है ऊपर से हस्पताल का खर्च भी बहुत होता है।

जहां तक दवा का खर्च है तो वह अनगिनत है चाहे अच्छे में ले लो या बेवसी में लो। लेकिन एक बात पूर्ण विश्वास से कही जा सकती है कि यदि कोई दवाई भी रोग ठीक करतीं तो आज हज़ारों दवाइयां तथा लाखों डाक्टर व मैडिकल स्टोरज़ तथा लाखों हस्पताल व सुपर स्पैशलिस्ट हस्पताल न होते, यहाँ तो रोग भी उसी अनुपात में बढ़ गए हैं तो फिर दोष किसे दिया जाए? आज कल टीकाकरण का प्रचलन बहुत बढ़ गया है। कभी वैक्सीनेशन तो कभी इम्म्यूनाइजेशन, वह भी जन्म से ही। यहां तक तो माँ के गर्भ में भी टीकाकरण हो रहा है। जैसे कि टिटनैस का इत्यादि। बच्चे के पैदा होते ही उस पर टीकों की बौछार सी हो जाती है।

मैंने योग का पाठ्य क्रम भी जोड़ा है जिस का मेरा अभ्यास पिछले 26 साल का है जिस से शरीर तो स्वस्थ रहता ही है मन की क्षमता भी बढ़ जाती है। अतः मेरा सभी ज्ञान जिज्ञासुओं से अनुरोध है कि इस विषय "ज्ञान अरोग्यम" पर अनुसंधान जरूर करें और मुझे भी साथ लेलें। धन्यवाद

नाम	:	राज कुमार डोगरा
शिक्षा	:	अलेक्ट्रिकल इंजिनियर, इलेक्ट्रॉनिक्स में स्पेशलिस्ट
नौकरी	:	भारतीय वायु सेना से सेवानिवृत्त
लेखन	:	दो पुस्तकें, ज्ञान का झरना & ज्ञान का गुलदस्ता
संपर्क	:	+91 9417344577, 9877894756.
Email ID	:	DOGRA_R_K@YAHOO.CO.IN
पता	:	एस.सी.एफ., 6 बी, सेक्टर-2, तलवाड़ा टाउनशिप,
जिला	:	होशिआरपुर, पंजाब, पिन: 144216

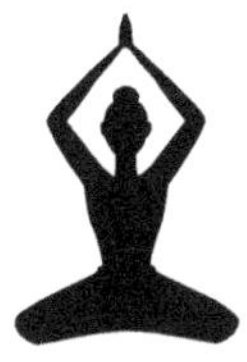

1. मनुष्य का शरीर

शरीर तीन प्रकार के बताये गए हैं:

स्थूल शरीर, सूक्ष्म शरीर तथा कारण शरीर

1. **स्थूल शरीरः** यह हांड मांस का शरीर जो भौतिक कार्य करता है। इसके बारे में विस्तार से बताया जाएगा जिसकी सहायता से इस संसार में भांति-भांति के कार्य किये जाते हैं। रोग भी तो इसी शरीर को होते हैं। और अंत में मरता भी यही है। यही वह शरीर है जो पांच भूतों से बना है, जैसे कि: पृथ्वी, जल, आकाश, वायु और अग्नि। अंत में यह शरीर इन पांच भूतों में समा जाता है।

2. **सूक्ष्म शरीरः** यह शरीर, स्थूल शरीर का प्रारूप है जो सपने देखता है। यह शरीर मन के कहने पर जहां चाहे चला जाता है।

3. **कारण शरीरः** यह कारण शरीर वह है जिसके कारण से यह दोनों शरीर होते हैं। इसको आत्मा रूपी शरीर भी कहा गया है।

इस भौतिक संसार में हम इस स्थूल शरीर का वर्णन विशेषतः कर रहे हैं, और साथ-साथ यथा स्थान पर दूसरे दो शरीरों का वर्णन भी होगा ही।

स्थूल शरीर के बारे में हमारे शास्त्रों में लिखा है:-

"धर्मार्थकाम मोक्षाणांआरोग्यं मूल मुत्तमम्"

अर्थात इस शरीर से धर्म का कार्य व पालन, अर्थ यानि कि धन कमाना, काम यानि कि कामनाएं पूरी करना, साथ ही साथ काम से बच्चे पैदा करके इस संसार को चलते रखना और अंत में शरीर का, अमृत की तरह, त्याग कर मोक्ष को प्राप्त करना। अतः यह सभी कार्य करने के लिए **शरीर का आरोग्य होना ही मूल उदेश्य होना चाहिए।**

साथ ही गरूड़पुराण (जो कि मृत्यु के बाद तेहरवीं पर पढ़ा जाता है) से:-

"पुनःग्रामः पुनःक्षेत्रं पुनर्वितं पुनःगृहम पुनःशुभाशुभ कार्य, न शरीरं पुनः पुनः।।19।।

शरीररक्षणोपायाः क्रियन्ते सर्वदावुधैः नेच्छित च पुनस्त्या यमपि कुष्ठादिरोगिणः।।20।।

तदगोपितं स्याद्धर्मार्थ धर्मों ज्ञानार्थमेवच।ज्ञानंतु ध्यान योगार्धमाचिरात अविमुच्यते।।21।।"

अर्थात गांव, क्षेत्र, धन, घर और शुभाशुभ कर्म पुनः पुनः प्राप्त हो सकते हैं किन्तु मनुष्य शरीर पुनः पुनः प्राप्त नहीं हो सकता।।।19।। इसलिए बुद्धिमान व्यक्ति सदा शरीर की रक्षा का उपाय करते है। कुष्ठ आदि के रोगी भी अपने शरीर को त्यागने की इच्छा नहीं करते।।20।। शरीर की रक्षा धर्माचरण के उद्देश्य से और धर्माचरण ज्ञान प्राप्ति के उदेश्य से (उसी प्रकार) ज्ञान ध्यान एंव योग की सिद्धि लिए और फिर ध्यान योग से मनुष्य अविलम्ब मोक्ष प्राप्त कर लेता है।।21।।

आओ अब हम, ईश्वर/प्रकृति की अनोखी रचना यानि इस शरीर के बारे में विस्तार से चर्चा करते हैं। इस शरीर के छोटे से छोटे भाग को कोशिका (Cell) कहते हैं। यही कोशिकाएं हमारे शरीर में करोड़ों की गिनती में होती हैं। यही कोशिकाएं काफी मात्रा में मिल कर शरीर के उत्तक (Tissue), और यही उत्तक काफी मात्रा में मिल कर शरीर के अंग (Organ) बनाते हैं। काफी सारे अंग मिलने से प्रणाली अथवा संस्थान (System) बनता है। इसी प्रकार हमारे शरीर की दस (10) प्राणली हैं। जो इस प्रकार से हैः-

1. अस्थि संस्थान   Skelton System

2. मांस-पेशी संस्थान   Muscular System

3. रक्त भ्रमण संस्थान   Blood Circulating System

4. श्वसन संस्थान   Respiratory System

5. पाचन संस्थान   Digestive System

6. विसर्जन संस्थान	Excretory System
7. ग्रंथि संस्थान	Glandular system
8. स्नायु संस्थान	Nervous System
9. प्रजनन संस्थान	Reproductive System
10. प्राण व उपप्राण संस्थान	Pran & UpPran

ये दस के दस संस्थान एक दूसरे के सहायक व पूरक हैं।

1. **अस्थि संस्थान:** व्यस्क शरीर की अस्थियां यानि कि हड्डियां कुल 206 होती हैं। इन हड्डियों के बीच में गद्दियां होती हैं, जो हड्डियां को दिशा विशेष में मुड़ने, घूमने व झुकने में सहायक होती हैं जिस से शरीर अलग अलग दिशा में काम कर सकता है। इनमें कोई भी जोड़ नहीं होता व न ही नट बोल्ट होते हैं। इन को अपने स्थान पर मांस पेशियां ही संभाले रखती हैं। हमारे खान पान व निष्क्रय जीवन से ये हड्डियां दुर्बल पड़ जाती हैं, जिस को मशीन द्वारा चेक किया जाता है, जिसे Bone density (हड्डियों की घनता) कहा जाता है, यदि बोन डेन्सटी शून्य (0) से कम होगी तो हड्डियां कमज़ोर हैं। अर्थात यदि Bone density शून्य से और कम होगी यानि कि -1, -2, -3. तो हड्डियों के टूटने का भय उतना ही अधिक होगा। कई बच्चों की खेलते खेलते बाजू व टांग टूट जाती है और बूढ़ों की गिरने पर बाजू व टांग व कूल्हे (Hip joint) भी अक्सर टूट कर, जख्मी होकर उनकी मृत्यु का कारण भी बनती हैं। हड्डियों में अनेकों दोष पनपने लगते हैं **अतः हमें चाहिए अपने खानपान का ध्यान रखें साथ ही साथ कुछ न कुछ व्यायाम अवश्य करते रहें। आराम के जीवन से बचें। कहावत भी है, "बेकार से बेगार भली है।" जिस का अर्थ है कुछ ना करने से अच्छा है बिना पगार से कुछ करें।** इस से अधिक मेरा विषय नहीं है, और वह किसी स्पेशलिस्ट के ही विचाराधीन में आता है।

2. **मांस पेशियां संस्थान:** शरीर की 206 हड्डियों को व्यवस्थित व अपने स्थान पर बनाए रखने में मांस पेशियां ही हैं। बाहर की सतह पर चमड़ी

है जिसमें हजारों व करोड़ों रोम कूप होते हैं जिससे पसीना निकल कर शरीर को ठंडा रखते हैं। भीतर में मांस, चर्बीपेशियां (Museles) होते हैं। यही मांसपेशियां हड्डियों को निश्चित दिशा में मोड़ती हैं। इन मांसपेशियों की एक और विशेषता है कि सिकुड़ती व फैलती हैं, जिससे भोजन मुँह में डालते ही पीछे से सिकुड़ और आगे से फ़ैल कर, भोजन को आगे ढकेलती हैं यही काम बड़ी आंत भी करती है तथा बच्चे का जन्म भी इसी तरह ही संभव है। इसी प्रकार फैलने व सिकुड़ने से हमारा दिल सारे शरीर में रक्त का संचार करता है। यहां बात वही आती है कि हमारा खान पान व रहन सहन हमारी मांस पेशियों को स्वस्थ रखता है जिस के अभाव हमारे इस संस्थान में अनेकों विकार उभरते हैं जिससे अलग अलग रोग उभरते हैं। इन सब से बचने के लिए भोजन का पूरा ध्यान रखें (सात्विक) तथा व्यायाम भी आवश्य हैं।

3. **रक्त भ्रमण संस्थान:** यह तो मांस पेशियों का कमाल है कि हमारा दिल एक धड़कन में 81 मिलीलिटर रक्त पंप करता है, इस तरह यह दिल एक मिन्ट में 72 बार धडकता है तो लगभग 5.6 लिटर रक्त पंप करता है जो के सारे शरीर के अंतिम छोर तक पहुँचता है। यह रक्त शरीर में, शरीर का तीन भाग होता है और बाकी का शरीर एक भाग ही होता है। यह रक्त, आक्सीजन व पौष्टिक तत्व, सारे शरीर में पहुँचाता है तथा जगह जगह से मृतक कोशिकाएं लाकर किडनी में पहुँचा देता है वहाँ से साफ हुआ रक्त वापिस हृदय में पहुँच जाता है। इसी तरह यह चक्कर रात दिन चलता रहता है और हमें पता भी नहीं।

हमारे शरीर में यही तरल पदार्थ सारे शरीर की तोड़ फोड़ को ठीक करके शरीर को स्वस्थ रखता है। लेकिन हमारे खान पान की विकृति से हमारा रक्त गाढ़ा हो जाता है या फिर नस नाड़ियां (Arteries) सिकुड़ जाती है। जिस से बेचारे हृदय को अन्तिम छोर तक रक्त पहुँचाने में ज्यादा कार्य करना पड़ता है। जिससे ब्लड प्रेशर बढ़ जाता है। तथा हृदय आघात का खतरा बढ़ जाता है, जिससे असमय मृत्यु हो

जाती है। अकसर देखा गया है जो सज्जन गरिष्ट भोजन करते हैं वही हृदय रोग से

ज्यादा ग्रसित होते हैं या फिर वे प्रतीक्षा करते हैं। अत: समय समय पर अपना B.P.चेक करवाते रहना चाहिए।

हमारे ऋषि मुनियों ने हमें योग का ज्ञान छोड़ा है जिससे रक्त भ्रमण ही नहीं सारे 10 के 10 संस्थान भी स्वस्थ रहते हैं। इसलिए हमारा अनुरोध है कि जितनी जल्दी हो सके योग, किसी अनुभवि और योग्य, योग शिक्षक की देख रेख में, आरम्भ कर लें और रोगों से बचे रहें क्योंकि मानव शरीर, यही एक क्रम जून है, यह शरीर दोबारा नहीं मिलेगा और मिलेगा तो न जाने किस भोग जून में मिले।

4. श्वसन संस्थान (Respiratory System)

इस संस्थान का मुख्य कार्य है कि फेफड़ों से कार्बनडाईआक्साइड बाहर निकालना व फेफड़ों में आक्सीजन पहुँचाना है। हम एक दिन में लगभग 21600 श्वास लेते है, जोकि एक मिन्ट में 15 श्वास बनते है। फेफड़ों में पहुँची हुई आक्सीजन को रक्त ग्रहण करके शरीर के प्रत्येक अंग में भेजता है। जिससे शरीर का रंग प्रकृतिक बना रहता है। शरीर में आक्सीजन युक्त रक्त से शरीर निरोग रहता है तथा तापमान 37 डिग्री सैंटीग्रेड बना रहता है।

आयु के साथ साथ फेफड़ों की क्षमता कम होती जाती है तो आक्सीजन भी कम ग्रहण होती है। श्वास जल्दी जल्दी लेने पड़ते हैं जिससे आयु घटती जाती यह विस्तार से आगे बताया गया है (**लम्बी आयु का रहस्य अध्याय 4**)। इस संसार में जो आया है उसे जाना ही पड़ेगा। अतः **मरना तो अपने बस में नहीं लेकिन जीना तो अपने बस में ही है।** अतः अपने भोजन व दिनचर्या में सुधार करके योग को अपना लें, जिस का पूरा वर्णन एक अलग अध्याय (अध्याय 5) याद रखना, रोगी होकर किसी न किसी पद्धति से ठीक हो जाओगे परन्तु शरीर में कुछ न कुछ न्यूनता या कमज़ोरी अवश्य रह जाएगी। अतः चेष्टा होनी चाहिए कि हम 100 साल तक बिना किसी रोग के जीएं।

5. पाचन संस्थान (Digestive System):-

ध्यान से देखा जाए तो यहां नाम रखा है पाचन संस्थान न कि खाना संस्थान। जिस का अर्थ है जितना मर्ज़ी पौष्टिक भोजन खालो यदि वह

न पचे तो हमारे शरीर का पोषण भी नहीं हुआ और भोजन भी व्यर्थ गया। अतः नाम **पाचन** संस्थान ही ठीक है यानि कि भोजन पचने का संस्थान। तो प्रश्न पैदा होता है कि भोजन कैसा हो अर्थात जो पौष्टिक हो और पच भी जाए। पौष्टिक भोजन वह भोजन जो पांडवों ने अपने 12 साल बनवास में खाया था, यानि कि कंद मूल यानि कि मौसम अनुसार फल व सब्जियां जो आज कल हम खेतों में उगाते है तब तो पांडव वही कंद मूल खाते थे, जो उस समय मौसम अनुसार जंगलों में मिलते थे अत: घूमते रहते थे तथा जहाँ कन्द नूल मिलते वहीं पहुंच जाते थे वह भी बिना आग से पकाए हुए। आज की तरह नहीं जैसे: परांठे, समोसे, पकोड़े तथा विभिन्न प्रकार के मुँह से लार टपकाने वाले चटपटे मसालेदार भोजन पदार्थ, वो तो तब असंभव सी बात थी। इन कंद मूल भोजन की विशेषता है कि **पच भी जल्दी जाते हैं और पोषण भी पूरा करते हैं तथा कब्ज भी कोई नहीं।**

भोजन पचता कैसे हैः- जैसे ही हम भोजन खाना आरम्भ करते हैं तो पचने की क्रिया मुँह से ही आरम्भ हो जाती है। जैसे जैसे खाना आहार नली में आता जाता है, पाचक रस भी चलने आरम्भ हो जाते हैं। छोटी आंत पीछे से सिकुड़ कर व आगे से फैलने से भोजन आगे आगे बढ़ना आरम्भ हो जाता है। जब यह भोजन आमाशय में पहुँचता है वहां यह पतला सा पदार्थ बन गया होता है। अब अरम्भ होता है इस द्रव्य से पानी चूसने की क्रिया। और आगे इस चूसे हुए पानी से पौष्टिक तत्व हमारे रक्त में मिल जाते हैं। और बचा हुआ पानी पेशाब द्वारा बाहर आ जाता है। वह भोजन जिसमें से पानी चूस लिया जाता है वह बड़ी आंत में आंतों के सिकुड़ने व फैलने से आगे बढ़ जाता है। तथा यथा समय पर हमारे शरीर से मल रूप में बाहर हो जाता है।

विशेष बातः हमारा भोजन जितना पौष्टिक होगा उतना ही शरीर का पोषण होगा। यदि हमारा भोजन गरिष्ट, निर्जीव, मैदा या मैदायुक्त, खुश्क सब्जियां (दालों) वाला होगा तो पोषण तो दूर कोष्ठबधता (कब्ज़) भी हमें घेर लेगी तब आरम्भ होगें विभिन्न रोग तथा डाक्टरों के चक्कर, कब्ज की दवा के लिये जैसे: "पेट सफा तो प्रत्येक दिन होना ही चाहिए

वह भी वन शॉट में, और "यहाँ पर कब्ज़ कि फक्की मिलती है" इत्यादि। कहावत भी है:-

"बादाम खाने से अक्ल नहीं आती, ठोकर खाने से आती है ज्यादा अक्ल"

6. विसर्जन संस्थान (Excretory System)

उस ईश्वर ने हमें खाने के लिए एक मुँह दिया है परन्तु विसर्जन के लिए दो स्थान यानि मल व मूत्र। पाचन संस्थान में वर्णन किया है कि यदि भोजन पौष्टिक नहीं होगा तो शरीर का पोषण होगा ही नहीं अपितु ये दोनों स्थान रोग ग्रसित हो जाएंगे। फिर किसी भी पद्धति/ पैथी से रोग ठीक करवा लो परन्तु शरीर में कमजोरी तो रह ही जाएगी। कई बार रोग तीव्र से जीर्ण तथा जीर्ण से मारक बन जाता है। **केस हिस्ट्री**: एक सज्जन श्रीमान **"बहाव"** सरकारी नौकरी में आफीसर पद पर लगा था, पैसे की कोई कमी नहीं थी। उम्र कोई 55 साल होगी तो मूत्र में रूकावट आ गई। एक अच्छे डाक्टर का पता कर आप्रेशन के लिए पहुँच गए। इसी तैयारी में उसकी आप्रेशन के इर्द गिर्द जगह को चेतना शून्य का टीका लगा दिया। जब एक टीका से चेतना शून्य नहीं हुई तो दूसरा टीका लगा दिया और फिर तीसरा टीका। तीसरा टीका लगते ही उसका नीचे का हिस्सा चेतना शून्य हो गया। डाक्टर ने उसका आप्रेशन कर उसको घर भेज दिया। लेकिन उसके निचले हिस्से में, तीन दिन चेतना नहीं आई। फिर एक और आप्रेशन दूसरे डाक्टर से हुआ तथा श्रीमान **"बहाव"** दो थैलियों के साथ (एक मल की व एक मूत्र की), बिना नीचे का हिस्से में चेतना के, घर आ गया। अब आठ साल हो गए हैं, इसी स्थिति में तथा 38 लाख रूपए खर्च करने के बाद। ऐसा ही कुछ दूसरे सज्जन के साथ हुआ। जिससे उसकी मृत्यु मल स्थान के रोग के कारण, (कैंसर) के कारण हो गई (बाद में पता चला कि कब्ज़ की दवाई नियमित रूप से ले रहा था)। **इसलिए मेरा अनुरोध है** कि अपने भोजन में सुधार लाकर अपने इस अमूल्य जीवन को बर्बाद होने से बचा लें। इस पुस्तक को **लिखने में, यही मेरा ध्येय है।** कितने ही लोगों को असमय काल के ग्रास में जाते हुए देख चुका हूँ।

विशेष बातः यद्यपि मल मूत्र इकट्ठे आते हैं फिर भी मूत्र को समय लग सकता है परन्तु मल को उससे भी कम समय लगना चाहिए। जैसे गाय, बैल, भैंस इत्यादि या तो गोबर या फिर पेशाब करते हैं। पक्षी डाल पर चीं चीं करता व बैठा बैठा बीठ कर के उड़ जाता है। यदि हमारा भी मल पहले तथा मूत्र बाद में हो तो कोई रोग पास नहीं आ सकता है।**क्या** हम स्वस्थय हैं? (स्वास्थ्य शरीर की पहचान अध्याय 8 में है)

7. रस-ग्रंथी संस्थान (Glanudular System)- उस सर्वशक्तिमान ने इस शरीर को स्वस्थ रखने के लिए छोटे छोटे सहायक अंग लगा रखें हैं, जिनमें से कुछ तो रस छोड़ते हैं, उनको रस ग्रंथी संस्थान कहते हैं। कुछ ग्रन्थियां ऐसे रस छोड़ती हैं जो शकरा को पचाती है, कुछ पनीर को पचाती हैं और खून को बढ़ाती हैं, कुछ प्रतिरोधक शक्ति बढ़ाती है और कुछ भोजन पचाने में सहायक हैं। कुछ ग्रंथी हैं: लीवर, किडनी, थायराइड, पैराथायराइड, तिल्ली, पैनक्रयास, पिनियल,पिट्यूटरी (यदि यही नाम हिन्दी में दिए जाएँ तो समझने में कठिनाई होगी इसीलिये जैसे हैं वैसे ही डाले हैं)। इन ग्रन्थियों को अलग अलग निश्चित कार्य करने पड़ते हैं जो शरीर को स्वस्थ रखती हैं। ज्यादातर ये ग्रन्थियां डाक्टरों व मैडिकल क्षेत्र से संबंधित हैं।

लेकिन इन ग्रंथियों को योग द्वारा स्वस्थ रख सकते हैं। उदाहरण के लिए पेनिक्रियाज़ को ले लेते हैं। इन का कार्य रस शकरा को तोड़कर पचने योग बनाना है। यदि ये निष्क्रय रहें तो अपना कार्य सुचारू रूप से नहीं कर सकेंगी, नतीजन वह मनुष्य मधुमेह का रोगी हो जाता है और पैनीक्रियाज़ को स्वस्थ करने के लिये, वजरासन में बैठ कर मुट्ठियां बंद कर नाभी पर रखकर आगे को झुकेंगे (मंडूक आसन) तो ये दबेंगीं तो इनमें से रक्त बाहर (शरीर के अन्दर ही) निकलेगा, यह पुराना रक्त वापस पैनीक्रियाज़ में नहीं आ सकता, अतः ताज़ा, पौष्टिक व आक्सीजन युक्त रक्त हृदय से इनमें जाएगा और यह बार बार क्रिया की जाए और यदि शरीर इनसुलिन पर न लगा हो तो पौनक्रियाज़ बहुत जल्दी स्वस्थ हो जाती हैं और रोगी रोग मुक्त हो जाता है और हां भोजन भी पौष्टिक व सुपाचय होना चाहिए न कि गरिष्ठ व राजसिक।

विशेष बातः आजकल लोग निर्जीव व गरिष्ट भोजन के साथ निष्क्रय जीवन जीते हैं तो स्वभाविक है कि वे मधुमेह के रोगी हो जाएंगे। मधुमेह रोग एक धीमा ज़हर है जिससे शरीर के सभी अंग निर्जीव होते जाते हैं क्योंकि शर्करा युक्त रक्त प्रत्येक अंग को स्वस्थ करने के बजाय अस्वस्थ करता जाता है। यही हाल बाकी की ग्रंथियों व अंगों का होता है। चमड़ी भी प्रभावित होती है, यहां प्रभाव जल्दी और अधिक होता है। जख्म जल्दी ठीक नहीं होते और उनमें पीक (pus) भर जाती है। पांव के नीचे भी जख्म हो जाते हैं। जैसे कि मैंने पहले लिखा है कि बीमार होने के बाद जब ठीक होते हैं तो कोई न कोई इस शरीर में कमी रह ही जाती है। एक दिन मैं शोक सभा में गया तो वहाँ भांति भांति के लोग देखे, उनमें कोई आगे झुका था, कोई टेढ़ा टेढ़ा चल रहा था, कोई डंडे के सहारे था, कोई अधरंग का मरीज़ था इत्यादि। पता करने ज्ञात हुआ कि सब के सब रोगों से उलझ कर ठीक हुए हैं। अतः सब से उत्तम सलाह है कि बीमार नहीं पड़ना चाहिए। बीमार तब ही पड़े जब खाने पर संयम नहीं रख सके। चेष्टा पूर्वक संयम से इस रसना (जीभ) को जीतना चाहिए तथा ब्रह्मचर्य का पालन करना चाहिए।

8. स्नायु संस्थान (Nervous System):-

मस्तिष्क का संबन्ध सारे शरीर से 72000 हज़ार नस-नाड़ियों द्वारा जुड़ा हुआ है। यह सब नस नाड़ियां रीढ़ के अन्दर ही अन्दर सारे शरीर में आबंटित की हैं। उस ईश्वर ने हमारी रीढ़ बीचों बीच खोखली बनाई है, जिसके द्वारा हजारों नस नाड़ियां रीढ़ के बीचों बीच सन्देश ले जाती हैं तथा उस सन्देश का क्या और कितना पालन हुआ यह सन्देश भी वापिस पहुँचाती हैं तथा आगे पीछे, दाएं बाएं तथा अपने धुरी पर घूमने के लिए सक्षम बनाया है। तथा सारा शरीर इसी (रीढ़) के सहारे ही रहता है। रीढ़ भिन्न भिन्न भाग में हैं। सर्वाइकल, थोरियक, लम्बर, सेक्रल और कोकिक्स। इन अलग अलग भागों में अलग अलग रोग पनपते हैं। जैसा कि पहले बताया है कि रीढ़ ही सारे शरीर का आधार है, अतः रीढ़ में कोई रोग होगा तो दिमाग के ज्ञान में रूकावट स्वाभिक है।

विशेष: जैसे कि एक आदमी गले में भार लटका कर बस में यात्रा कर रहा था। अचानक बस की ब्रेक लगी वह भार एक दम आगे झटक गया जिससे उसकी C-5 (सर्वाइकल की पांचवी गोटी) गोटी भी झटका खा गयी और उसी समय उसका शरीर निर्जीव हो गया जबकि गर्दन से उपर का हिस्सा काम कर रहा था।

अतः समझदारी इसी में है कि रीढ़ में कोई दोष न आने पाए। रीढ़ को स्वस्थ रखने के लिए योग ही अति उत्तम साधन है, जिसमें रीढ़ को उसकी क्षमता अनुसार सभी तरफ घुमा कर स्वस्थ रखने का यत्न किया जाता है। आजकल रीढ़ व शरीर के अन्य अंगों पर, ओरथो वाले भी, मनुष्य जाति की बहुत सहायता कर रहे हैं जो किसी कारण योग नहीं कर पाते हैं।

9. प्रजनन संस्थान (Reproductive System):-

प्रकृति माँ (ईश्वर) ने, जो जीव इस धरती पर लाया है, उसे वापिस भी ले जाना है लेकिन वह जीव अपना वंश अंश, यहां से जाने से पहले, इस धरती पर छोड़ जाए ताकि यह संसार चलता रहे। अतः प्रजनन संस्थान। इसके लिये नर व मादा दोनों ही यह कार्य करते हैं। जिस में बीज नर से और अंडा मादा से।

किसी गाँव में किसान ने एक पपीते का बूटा लगाया। बूटा बड़ा होकर पेड़ बन गया लेकिन उस पर फल नहीं लगे। वह चिंतित हो उठा। गाँव के एक बुजुर्ग ने उसे बताया कि एक और पपीते का बूटा लगा। उस ने वैसा ही किया, वही बूटा जब पेड़ बना तो दोनो को फल लग पड़े। कारण कि प्राग का दोनों पेड़ो में आदान प्रदान हुआ, वह का काम भंवरो ने कर दिया, तो पर फल लगने आरम्भ हो गये। यही तो प्रकृति है यानि कि प्रजनन संस्थान का काम। इसी कृति व प्रकृति को हम भगवान कहते हैं।

इस क्षेत्र में मैं और वर्णन नहीं करूंगा वह छोड़ रहा हूँ विशेषज्ञों के ऊपर। इस से अधिक की आवश्कता भी नहीं। जितना लिखा है वही यहाँ पर्याप्त है।

कितने ही वर्षों में क्या क्या प्रलय, आंधी तूफान और विनाशकारी कृत्य नहीं हुए फिर भी जीव (मनुष्य) जिंदा हैं। यही हाल प्रकृति में प्रत्येक - जलचर, स्थलचर और नभचर जीवों का है। बीमारी के संघर्ष में यह संस्थान अछूता नहीं, चाहे पितृ पक्ष या मातृ पक्ष हो। जितने मुँह बीमारियां भी उनसे अधिक क्योंकि कितनों के नाम ही नहीं रखे गए या फिर नहीं खोजे गए हैं। इनके रोगों की चर्चा अगले अध्याय में की है।

10. प्राण व उपप्राणः-

श्वास लेना और छोड़ना तो जीवन है परन्तु जब यह क्रिया बन्द हो जाती है तो कहते हैं कि इसके प्राण निकल गए, अर्थात वायु अंदर नही जा आ रही। इसका अर्थ है कि जो वायु अंदर जा रही थी वही प्राण वायु है। शरीर इसी वायु के सहारे चल रहा था यानि कि प्राण इसी से थे। योग में श्वास छोड़ने, भरने व रोकने की विधि को प्राणायाम का नाम दिया है अर्थात प्राणों का रेचक, पूरक और कुम्भक। जहाँ -

रेचक: श्वास छोड़ना

पूरक: श्वास भरना

कुम्भक: रेचक में रोकना (बाह्य कुभक) या फिर पूरक में रोकना (आंतरिक कुम्भक) इसी तरह बाह्य त्रिबंध व आंतरिक त्रिबंध (जिस में तीनों बंध लगे हुए) मूल बंध, उडियन बंध, जलंधर बंध।

आज से हज़ारों साल पहले हमारे ऋषियों व मुनियों ने प्राणों का ज्ञान खोज कर अलग अलग नाम दिए जो अलग अलग प्रभाव हमारे शरीर पर डालतें हैं। विवरण इस प्रकार हैः-

i. **प्राण वायुः-** इसका कार्य श्वास व प्रश्वास है जिससे कार्बनडाईआक्साइड बाहर जाती है और आक्सीजन अन्दर आती है। जिससे शरीर का निर्माण व मरम्मत होती है। इसके न होने व कमी से हृदय, मस्तिष्क, फेफड़े, नाक, कान व दांत के रोग होते हैं। इसका स्थान हृदय से ऊपर नाक तक है।

ii. **अपान प्राण वायु:-** इस का मुख्य केन्द्र नाभि से नीचे नीचे है। मल मूत्र का निष्कासन इसी के निमित्त है।और जन्म की क्रिया भी इसी के अधीन है इस के कुपित होने पर नाभि के नीचे के रोग होने पाए गए हैं।

iii. **समान प्राण वायु:-** इसका मुख्य स्थान नाभि क्षेत्र है। समान प्राण वायु - नाभि से हृदय तक रहती है। इसे जठराग्नि कहा जाता है। पचे हुए रस का सभी अंगों व नाड़ियों में भेजना भी इसी के जिम्मे है। अतः भोजन पचाना, पैनक्रियाज़, तिल्ली व लीवर को स्वस्थ रखना व अपानवायु और प्राणवायु का संतुलन बनाना व भोजन से सात धातु का प्रकरण इसी प्राण वायु पर निर्भर करता है (अध्याय 3)। समान वायु के कुपित होने से सम्बधित प्रभाव पड़ता है। यहां तक कि अपेंडिक्स भी प्रभाव में आता है।

iv. **उदान प्राण वायु:-** इसका स्थान कंठ से सिर तक रहता है। मानसिक शक्ति, स्मरण शक्ति का विकास इस प्राण पर अधारित है। मृत्यु के समय कारण शरीर का स्थूल शरीर से बाहर निकलना भी इसी प्राण वायु पर निर्भर करता है।

v. **व्यान प्राण वायु:-** यह सारे शरीर में रहने व विचरण करने वाला वायु है। यह स्थूल शरीर व सूक्ष्म नाड़ियों में गति करता हुआ सारे शरीर में रक्त का प्रवाह करता है। इसके कुपित होने पर सभी प्रणनालियां अस्तव्यस्त हो जाती हैं। पसीना भी इसी प्राण वायु के कारण आता है।

इनके अतिरिक्त पांच उपप्राण होने बताए गए हैं उनके नाम व काम इस प्रकार से हैं:-

नाग:- छीकना, डकार खांसी इत्यादि। **कुर्म:-** पलक झपकना।

कृकर:- भूख, प्यास इत्यादि। **देवदत:-** जमाई, निद्रा इत्यादि।

धनंजय:- मृत्यु के बाद शरीर का विघटण स्मरण शक्ति।

पांच ज्ञानोन्द्रियां - देखने, सूंघने, सुनने चखने व स्पर्श करने।

पांच कर्मेंद्रियाः- हाथ, पांव, जिहवा, गुदा व जननेन्द्रिय।

स्नान

1. सदा ही ठंडे पानी से स्नान करें। सब से पहले ठंडा पानी नाभी पर डालें फिर बाकी के शरीर पर।

2. स्नान से पहले सारे शरीर की मालिश अवश्य करें, सरसों के तेल से।

3. स्नान – निद्रा दाह व श्रम को दूर करता है। शरीर की खुजली, पसीने व प्यास को दूर करता है। शरीर के तनाव व बुरे विचारों का नाश करता है। अशुद्ध रक्त को स्नान द्वारा बिना अतिरिक्त चेष्टा से शुद्ध किया जा सकता है।

• हमारे चारों वेदः-

1 ऋग्वेद: ज्ञान प्रधान   2 सामवेद: उपासना प्रधान

3 यजुर्वेद: कर्म प्रधान   4 अथर्ववेद: विज्ञान प्रधान

अतः हमारे वेद समस्त विद्याओं के भंडार हैं और ये विद्याएँ एक दूसरे से संबधित हैं।

ऋषि वेदव्यास जी ने चार वेद लिखने के बाद विचार किया कि यही वेद,

यदि किसी दुर्घटना में क्षति ग्रस्त हो जाएँ तो कैसे याद रखे जाएँ या फिर इस संसार में लाए जाएँ? तो अच्छी स्मरणशक्ति वाले पंडित बुलाए और उनको वेद याद करने (आगे से पीछे और पीछे से आगे) को कहा। जो एक वेद याद कर

सके वे वेदी कहलाये, दो वेदों वाले द्वेदी कहलाये, तीन वाले त्रिवेदी और चारों वेद स्मरण करने वाले चतुर्वेदी कहलाए।

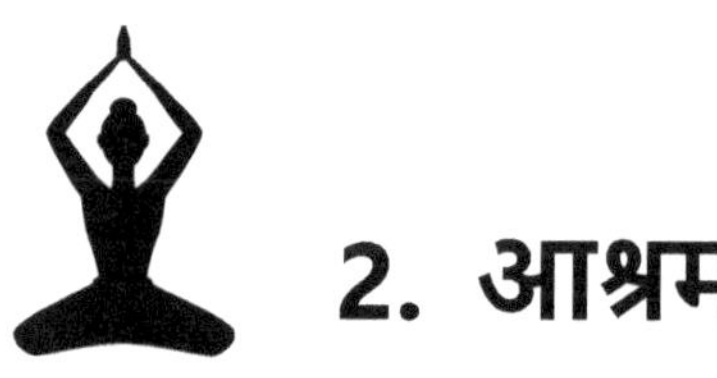

2. आश्रम

मानव शरीर को व्यवस्थित रूप में चलाने के लिए हमारे ऋषियों व मनीषियों ने चार आश्रम का प्रावधान किया है, जिसमें उमर/आयु 100 साल मान कर 25-25 साल के चार आश्रम बनाए हैं।

1. पहले पच्चीस साल ब्रह्मचर्य **आश्रम:-**

किसी समय भारत में शिक्षा देने की पद्धति गुरूकुल ही थी। बच्चे शिक्षा प्राप्त करने के लिए गुरूकुल में गुरू जी की देख रेख में रहते थे। महाभारत के समय कौरव व पांडव गुरू द्रोणाचार्य के गुरूकुल में शिक्षा ग्रहण करते थे। जब वे शिक्षा में पारंगत हो जाते थे तो ही घर वापिस आते थे। यहां गुरू शिक्षा के साथ साथ व्रहमचर्य का पालन भी सिखाते थे। अतः बच्चे जब जवान होते थे तो पराक्रमी तो स्वभाविक होते ही थे साथ ही साथ ओजस्वी, उर्जावान व हृष्ट पुष्ट होते जिससे उनकी आयु भी लंबी होती थी। उस समय के भीष्म पितामाह का नाम तो सभी ने सुना ही है, वे बचपन से ही ब्रह्मचारी थे (बाल ब्रह्मचारी)। ऐसा ही स्वामी विवेकानंद जी के बारे में सुना है। वे भी विलक्षण प्रतिभा के स्वामी थे। यहां ये भी बतां दूँ कि जो ब्रह्मचर्य व ओज के स्वामी और मालिक होते हैं, उनकी स्मरण शक्ति भी उच्च कोटि की ही होती है।

बच्चों की स्मरणशक्ति भी उच्च कोटि की होती है क्योंकि बच्चा 9 माह माँ के गर्भ में उल्टा रहता है तथा दिमाग को पूर्ण रक्त मिलता है लेकिन जैसे जैसे वे बड़े होते जाते हैं तथा ब्रह्मचर्य के भंग होने से, उनकी स्मरण शक्ति धीमी होती जाती है। ब्रह्मचर्य आश्रम तक स्मरण शक्ति बिल्कुल ठीक रहती है परन्तु गृहस्थ आश्रम में यही स्मर्ण शक्ति विनाश की ओर अग्रसर होनी आरम्भ होती है। साथ ही साथ जब आयु 60 पर पहुँचती है तो मनुष्य भूलना आरम्भ कर देता

है। बात करते करते भूल जाता है, चेहरा निस्तेज़ होता जाता है। अनेकों रोग स्वतः घेर लेते हैं तथा कहा जाता कि सठिया गया है। कई मनुष्य ऐसे भी देखे हैं जो 60 साल तो दूर 45 की आयु में दुखों से घिर कर इस संसार को त्याग जाते हैं। 70-72 की आयु में **बस हो** गये कहे जाते हैं

2. 25 से 50 की आयु गृहस्थ आश्रम:-

आयु 25 से 50 वर्ष तक,गृहस्थ आश्रम की संज्ञा दी है। इस गृहस्थ आश्रम में मनुष्य को इस प्रकृतिक मां के प्रति अपना दायत्व निभाना होता है। अपनी ही पत्नी के संसर्ग से इस संसार में परिवार की प्रथा को चलते रखना है। यदि गृहस्थ आश्रम में भी संतान की उत्पति नहीं होगी तो यह संसार मनुष्य विहीन हो जाएगा। हमारे ऋषि-मुनी भी संतान वाले थे। अतः हम सभी ऋषियों की संतानें हैं, जिसको नाम गोत्र दिया है। ये गोत्र (इस गोत्र पर अलग अध्याये भी डाला गया है - अध्याये- 16) ये गोत्र हमारे उन ऋषियों के नाम से हैं जिन की हम संतान हैं जैसे कि अगस्त गोत्र, गौतम गोत्र, अत्री, भारद्वाज, कश्यप, इत्यादि।

विशेष बातः ओज, शरीर की प्रतिरोधक शक्ति बनाए रखता है। चेहरा ओज से दमकता है तथा शरीर स्वस्थ बना रहता है। यदि गुरूकुल शिक्षा पुनः आरंभ हो जाए तो हमारी आने वाली संताने स्वस्थ,मेधावी, संस्कारवान, ओजवान, ज्ञानवान, गुणवान तथा पराक्रमी होंगी।

तब उसी गोत्र में शादी नहीं हो सकती थी यहां तक मामा के गोत्र में शादी वर्जित थी और है भी ठीक। अब साइंस ने खोज कर सिद्ध किया है, कि एक ही वंश में शादी करने से वंशज रोग चलते रहते हैं परन्तु अलग अलग गोत्र में शादी से वंशंज रोग नहीं होते। लेकिन हम लोगों की सोच में इतनी विकृति आ चुकी है कि वंश तो छोड़ो हम धर्म का भी पालन नहीं करते तथा परस्त्रीगमन भी त्याज्य नहीं मानते, जिसका फल आज कल वे भुगत रहे हैं, बड़े शहरों में और शायद हर जगह (Red light Area - वर्जित जगह) वहाँ जाकर लोग परस्त्रीगमन

से विभिन्न बीमारयाँ लेकर आते हैं। विभिन्न रोगों द्वारा तथा ओजरहित चेहरे लिए भटकते हुए बीमारयाँ से ग्रस्त हो अंत में असमय व अकाल मृत्यु को प्राप्त होते हैं। गृहस्थ आश्रम में भी संयम जरूरी है, जहां हम अपने ओज को, संतान उतपत्ति के लिए ही उपयोग में लाएं। जितना अधिक पैसा (ओज़) हमारे बैंक में होगा उतने ही आत्मविश्वास से हम भरे रहेंगे। आजकल लोग, भोग विलास में पूर्ण रूप से डूब चुके हैं। आज से 1000 से 1500 साल पहले तक हमारे पूर्वज सुबह-सुबह उठ कर ब्रहमबेला में साधना करते थे या फिर अपने हथियार तेज किया करते थे, क्योंकि शत्रु का कोई भरोसा नहीं था, या फिर जानवरों का चारा इकट्ठा करते थे। किन्तु आज हम स्वतंत्र नागरिक हैं। कोई चिन्ता नहीं, ब्रहमबेला में उठना तो दूर, उठने का समय भी 7 से 9 बजे का है और मुर्गे के जगाने की छोडो हमारे पास समार्ट फोन हैं फिर भी हम उठना नहीं चाहते। अतः हम सब को चाहिए कि **"अच्छे समय में अच्छा काम कर ही लें तो अच्छा है।"**

हमारे ऋषियों ने हमारे लिये पग पग पर ज्ञान का भंडार रखा हुआ है परन्तु हम इतने स्वार्थी हो गए हैं कि उनके विचारों को दकियानूसी का नाम दे दिया है।

मुझे राज्यस्तान में महाराणा प्रताप जी के हथियार को देखने का मौका मिला परन्तु यह क्या उनकी तलवार उठाने में मुझे कठिनाई हो रही थी जब कि वे इस तलवार से सारा दिन दुश्मनों से लड़ते रहते थे। उनका कवच भी उठाना बड़ी मुश्किल बात है जब कि वे उस कवच को पहन कर सारा दिन लड़ते रहते थे। इस सब का श्रेय अपने बचाए हुए ओज को जाता है।

3. बाणप्रस्थ आश्रम:-

यह तीसरा आश्रम है जो कि 50 से 75 साल तक होता है। इस को दूसरा ब्रहमचर्य **आश्रमः** की उपमा दी गयी है जिन्होंने अपना गृहस्थ आश्रम संयम से गुजारा है। उन्हें इस आश्रम में आनन्द ही आनन्द है क्योंकि उनके पास ओज तथा उनके पास रोग प्रतिरोधक शक्ति भी भरपूर है

यानि कि वे स्वस्थ हैं। उनके चेहरे पर नूर है शरीर की शक्ति में कोई कमी या त्रुटि नहीं, अतः जीने का आनन्द और भी भरपूर। असल में वाणप्रस्त आश्रम, यानि संसार से विरक्ति का समय, की तैयारी। **गृहस्थ आश्रमः** में रहते हुए 45 वर्ष में जब बाल सफेद होने आरम्भ हों, शरीर की चमड़ी ढीली होनी आरम्भ हो या फिर बच्चों के भी बच्चे हो जाएँ तो मनुष्य को वाणप्रस्थ आश्रम की तैयारी आरम्भ करनी चाहिए। धीरे धीरे गृहस्थ आश्रम का त्याग करने के लिए अपने आप को तैयार करना आरम्भ कर देना ही उचित है यह सब काम 5 वर्ष में पूरा करके यानि कि 50वें वर्ष में बाणप्रस्थ आश्रम की ओर गमन करना चाहिए। पहले आश्रम अर्थात व्रहमचर्य आश्रम में विद्या ग्रहण की, संस्कार व स्वास्थ्य ग्रहण किया इतना करने के बाद दूसरे आश्रम में प्रवेश किया। यहां अपनी जिम्मेवारियां निभाते निभाते शरीर में शिथलता आ ही जाती है वह भी इस तीसरे आश्रम में आकर वापिस प्राप्त की जाती हैं। तीसरे आश्रम में मनुष्य ईश्वर की ओर ध्यान लगाने, समाज के अच्छे अच्छे कार्य करने व शिक्षा देने का क्रम भी आरम्भ कर देना चाहिए। जब मनुष्य इस आश्रम में वह सब कुछ त्याग दे, जो गृहस्थ आश्रम भोगा है, जब वह वैराग्य सम्पन हो जाए तब समझना चाहिए कि उसने तीसरे आश्रम में प्रवेश कर लिया है।

मैंने स्वयम यह किया - कि जब मैं 50 वर्ष का हुआ, बाणप्रस्थ **आश्रम का आरम्भ, तो मैंने अपनी पत्नी जी से रिश्ता बदल कर भाई बहन का रिश्ता बना लेने का विचार रखा। पत्नी ने भी यह रिश्ता अति सुन्दर ढंग से पालन करते मुझे राखी बांध दी। इस तरह दोनों यह रिश्ता निभाते हुए स्वस्थ जीवन जीते हुए तथा ओजपूर्ण शरीर के साथ आज 31 साल से ऐसे ही जीवन जी रहे हैं।**

दूसरे शब्दों में यह **बाणप्रस्थ आश्रम** ही दूसरा ब्रह्मचर्य आश्रम है जो कि 50 वर्ष की आयु से आरम्भ हो जाता है। तब से हम दोनों नये रिश्ते में जी रहे हैं। हम दोनों के मेडिकल पैरामीटर्स बिलकुल ठीक हैं। मैं अब 82वें वर्ष में हूँ और कोई कष्ट नहीं, पैदल भी चलता हूँ, बाइसिकल, स्कूटर व कार भी चलाता हूँ।

4. सन्यास आश्रमः- "धर्मार्थकाम मोक्षाणांआरोग्यम् मूल मुत्तमम्" अर्थात मनुष्य अपने यह चार कर्म पूरे करे तथा उसके लिए यह शरीर आरोग्य रहे यही इस शरीर का पूर्ण ध्येय है। ये चार काम क्या है?

  i. धर्म का पालन करना

  ii. धन कमाना

  iii. काम अर्थात कामनाएं पूरी करनी. और अपना अंश (औलाद)व वंश इस धरती पर छोड़ना और

  iv. (iv) मोक्ष प्राप्त करना।

अतः चौथी सीढ़ी मोक्ष प्राप्त करना। मृत्यु तथा मोक्ष में अंतर है कि मृत्यु के बाद जन्म है परन्तु मोक्ष के बाद जन्म मरण से मुक्ति पा जाना। अतः सन्यास आश्रम वह मुक्ति प्राप्त करने की ओर इंगित करता है और उसके लिए सन्यास आश्रम। जहां वह धारणा, ध्यान व समाधि लगाकर मोक्ष प्राप्त कर सकता है। तथा मृत्यु भी सुखद, आनंददायक और अमृतमय हो।

सीता माता को लक्ष्मण जंगल में छोड़ गया था तो उसने ऋषि वाल्मीकि जी व उनकी पत्नी की छत्रछाया में सहारा लिया था। जैसे मैंने ऊपर कहा। यहां यह भी बता दिया जाए कि ऋषि वेदव्यास ने अपने सन्यास आश्रम में महाभारत, चार वेदों व 18 पुराणों की तथा भगवतगीता की रचना की थी। गुरू द्रोणाचार्य भी ऋषि थे उन्होंने अपने सन्यास आश्रम का पालन भी किया। सन्यास आश्रम भी ब्रहमचर्य आश्रम की पुनरावृति है। प्राचीन भारत में ऋषि मुनि बन/जंगल में कुटिया बना कर रहते थे। जहां वे ध्यान व तपस्या करते थे। उसी जगह पर समाज के लोग अपने बच्चों (बालकों) को वेदों का अध्यन करने के अतिरिक्त अन्य विद्याएँ सीखने के लिए भेजते थे (आजकल उतराखंड के बच्चे पंडित बन कर देश विदेश में छाए हैं)। सनातन धर्म में सन्यास को बहुत महत्व दिया गया है। सन्यासी को साधु, ऋषि, मुनि, महात्मा इत्यादि के नाम से जाना जाता है। कुछ भी हो, उसका उदेश्य मोक्ष प्राप्त करना ही होता है। जहां मोक्ष का अर्थ है कि आवागमन (बार बार जन्म मरण) से छुटकारा पाना है।

बेटी अपनी माँ से पूछती है कि हिन्दी में भैया और मैं दोनों को "वह" कहकर दर्शाए जाते हैं।

परन्तु अंग्रेजी में भैया को ^^ही^^- और मुझे ^^शी^^- SHE कह कर बुलाया जाता है। माँ ऐसा क्यों?

माँ का उत्तर: बेटा तो "ही" (He) से जाना जाता है, परन्तु मेरी बेटी She (S "ही") से जानी जाती है जबकि यहां 'S' का अर्थ Superior (अति उत्तम)। अतः She का अर्थ हुआ Superior He अर्थात आप भैया से Superior हैं। है कि नहीं? अक्सर बेटी को तो बेटा कह देते हैं परन्तु बेटे को बेटी कभी नहीं।

Further difference between MAN & WOMAN Man is only Man lik HE but woman is (Wo) man which means - Wonderful Man। मातृ शक्ति हिप हिप हुर्रे

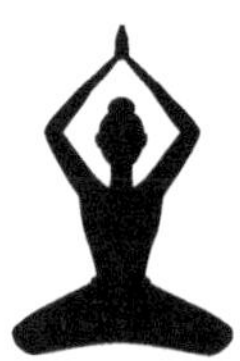# 3. शरीर और धातुएं

आयुर्वेद ने मनुष्य शरीर पर तब खोज व अनुसंधान किया जब कोई भी खोज खबर नहीं होती थी। हमारी सोच में वे ऋषि मुनि भी विज्ञानिक थे। कितनी ही खोजें हमारे वेदों में वर्णित है। उनमें से शरीर की धातुओं की खोज की, जो भोजन से बनती हैं जो इस प्रकार से हैं:-

रस - रक्त - मांस - मेद - अस्थि - मज्जा - ओज अथवा शुक्र अथवा वीर्य।

(क) रस:- हमारे भोजन से सबसे पहले रस बनता है, जितना भोजन पौष्टिक होगा रस भी उतना ही पौष्टिक होगा। आज कल देखा गया है, माता-पिता बच्चों के प्रति व उनके भोजन के प्रति इतने उदासीन हैं कि बच्चे क्या खाते हैं व उनके लिए कौन सा भोजन उचित है व अच्छा है। जब भोजन ठीक नहीं हो तो रस भी ठीक नहीं होगा अर्थात पहला कदम ही गलत हो गया। जब नींव ही ठीक नहीं तो उसके ऊपर महल या किला भी ठीक नहीं होगा। माता भी बच्चों को पाकेट मनी देतीं हैं कि स्कूल में कुच्छ खा लेना। बच्चे भी CRAP क्रैप फूड खा कर मस्त रहते हैं। फिर मातायें शिकायत करती हैं कि बच्चे सब्जी नहीं खाते। समझो कि कैसे चलेगा?

(ख) रक्त:- रस से रक्त/खून बनता है और रक्त ही वह तरल पदार्थ है जो सारे शरीर में भ्रमण करता है और हर प्रकार की गंदगी साफ कर शरीर को पुष्ट बनाता है। रक्त खनिजों से ओतप्रोत (जो कि भोजन से प्राप्त होते हैं) साथ आक्सीजन लेकर प्रत्येक कोशिका को नया जीवन देता है। और मरी हुई कोशिकायों को वापिस किडनी में लाता है, किडनी उस रक्त की सफाई कर के हृदय को भेजती है, फिर वही चक्कर चल पड़ता है। जोकि "हमारे शरीर के बारे में वर्णित है तथा पहले भी बताया गया है।

(ग) मांस:- रक्त से मांस बनता है। मांस शरीर की वह धातु है जो हड़ियों के ढांचे को ढक कर रखता है। अच्छा रस होगा तो अच्छा रक्त बनेगा और अच्छे रक्त से उच्च कोटि का मांस बनेगा। मांस के साथ ही साथ मांस पेशियां भी होती हैं जो शरीर को शक्ति देती हैं।

शरीर में सभी विशेष अंग इस मांस व मांस पेशियों से बने हैं। मांस पेशियां हमारे शरीर को काम करने के योग्य बनाती हैं। सारे के सारे शरीर के अंग इन्हीं मांस पेशियों की सहायता से मुड़ते झुकते हैं। इनको स्वस्थ रखने के लिए दिन में इन अंगों को कार्यशील रखना चाहिए। सड़क किनारे मज़दूर औरतें सारा दिन पत्थर तोड़ती हैं। रात को बच्चे को जन्म देकर अगली सुबह काम पर जाने के लिए तैयार रहती हैं। बच्चे का जन्म बिना चीर फाड़ के होता है और यह इतना प्रकृतिक है जैसे गाए भैंस हमारे घरों में - जैसे इस संसार में अन्य स्थलचर, नभचर और जलचर जीवों का। मनुष्य अपने आप को विशेष **(Very Important Person)** समझते हैं? सम्पन्न समाज अधिक त्रुटियों से ग्रसित हैं। इस समाज वर्ग के लोग राजसिक खाना खाते हैं, मधुमेह का रोग, जिसे राज रोग कहते हैं, वह सबसे ज्यादा इन्हीं सम्पन्न समाज के लोगों को होता है।

(घ) मेद:- चर्बी, ये विशेष धातु मांस के नीचे होती है। धीरे-धीरे यह शरीर को बेडोल बना देती है और फिर आरंभ होता है, **Tonic - "FAT नहीं"** इस दवाई से फैट तो जाता नहीं अपितु नई-नई बीमारी को जन्म देता है।

फिर सवाल पैदा होता है यदि फैट हानिकारक है तो फैट होना ही नहीं चाहिए। ऐसा नहीं कि शरीर बिना फैट के हो, उस प्राकृतिक माँ ने सब कुछ सोच समझ कर बनाया है और कुछ भी व्यर्थ नहीं। कुछ भी हो हमारा शरीर हृष्ट-पुष्ट व **Slim trim** होना चाहिए। बिना फैट के हम हड़ियों का ढांचा बन कर रह जाएंगे। अति भी अच्छी नहीं तो न्यूनतम भी कौन सी अच्छी होती है। अतः सामान्य

रूप से शरीर सुडौल होना चाहिए। फैट शक्ति को जमा करने का साधन है।

(ड़) अस्थि:- भोजन से रस, रस से रक्त, रक्त से भेद और भेद से अस्थि धातु बनती है। अस्थि का अर्थ है हड्डियां। पूर्ण विकसित मनुष्य में 206 हड्डियां होती हैं। यदि हड्डियां स्वस्थ हैं, तो शरीर की कार्य क्षमता भी ठीक होती है। अन्यथा हड्डियां कम विकसित होने पर शरीर की लम्बाई भी कम या फिर कमजोर होने पर उन की टूटने की सम्भावना बनी रहती है। कुछ बच्चे तो ऐसे भी देखे हैं जिन की हड्डियां खेलते खेलते बार बार टूटती रहती हैं। क्योंकि हड्डियां कमजोर होती हैं। जिन लोगों की हड्डियों की घनता +1 से ऊपर ऊपर है, उनकी हड्डियां काफी ठीक होती हैं और जिनकी घनता -1 से -2.2 है उनको हड्डी या हड्डियाँ टूटने का खतरा बना रहता है। ये हड्डियां कैसे स्वस्थ व जानदार हो सकती हैं तो बात वहीं ठहरती है कि भोजन स्वस्थ, खनिज पदार्थ वाला, सात्विक, पौष्टिक तथा सुपाच्य होगा तो रस, रक्त, मांस, भेद....... इत्यादि सातों धातुएँ भी पुष्ट होंगी। कोई भी दवाई अर्थात रसायन किसी भी धातु को पुष्ट नहीं बना सकता। आजकल नया प्रचलन आ गया है कि भोजन की आपूर्ति दवाएं **(Food Supplements)** का धड़ल्ले से उपयोग किया जा रहा है जिससे नई नई व्याधियां उत्पन्न हो रही हैं। भगवान का वास्ता है कि कोई भी (Food Supplements) न लें। वही रसायन गोले के रूप में, शरीर में कहीं भी पनपने लगते हैं और आगे चलकर कैंसर बता दिया जाता है। हमारा भोजन जितनी प्रकृतिक (उम्र 22 के पार लोगों के लिये - दालों रहित,**** refer below at the end of this Chapter) होगा हम उतना ही स्वस्थ होगें। यदि किसी को आयरन के टीके लगते हैं और जब तक लगते रहते हैं तो खून की मात्रा/ HB. ठीक रहता है और जैसे बंद हुए तो ब्लड (HB) का स्तर वापिस उसी स्तर पर आ जाता है जहाँ से आरम्भ हुआ था। अतः सचमुच पोषण तभी होगा जब खाया खाना सात्विक, व पौष्टिक होगा और पच जाऐगा।

(च) मज्जाः- गूदे के समान जो हड्डियों के खोखले भाग (Bone Marrow) में पाया जाता है। ये लाल रक्त कोशिकायों, सफेद रक्त कोशिकायों में व प्लेटलेट्स में विकसित होती हैं। स्वस्थ अस्थि मज्जा शरीर का अनिवार्य हिस्सा है। जब हड्डी टूटती है तो रक्त व भज्जा का आपस में सम्पर्क में आने से असहनीय दर्द होता है क्योंकि दोनों का स्तर अलग अलग होने से दर्द स्वभाविक है। अतः हर प्रकार से चेष्टा होनी चाहिए कि न तो अस्थि टूटे और न ही मज्जा वाहर निकलकर रक्त के सम्पर्क में आए। इसके लिये हमारी अस्थि ढांचा बहुत ही सुदृढ़ होना चाहिए। जिसके लिए भोजन सुपाच्य, सात्विक, प्राकृतिक और अग्नि के सम्पर्क में न आया होगा फिर कम सम्पर्क में आया हो। यानि कि खाना कच्चा हो। थोड़ा समय पहले मीडिया में आया था कि बन्द गोभी खाने से दिमाग में कीड़ा पैदा हो जाता है। सोचने की बात है जो बन्द गोभी हम ने नहीं खाया वह मान लो गाय खा गई तो वो कीड़ा गाय के दिमाग में क्यों नहीं पैदा होता है? मीडिया का हाल यह है कि John, Dick या Harry जिस का दिल करता है बिना सोचे समझे वही पोस्ट डाल देता है चाहे नतीजा जो भी निकले।

(छ) ओज या शुक्र या वीर्यः- यह सांतवीं धातु बहुत ही उर्जावान, शरीर के लिए आवश्यक तथा शरीर में विद्यमान होकर बल, उत्साह, पुष्टि, प्रतिष्ठा शक्ति व ओज प्रदान करती है। यही शुक्र धातु हमारे बैंक बैंलस की तरह है, जितना बैंक बैंलस ज्यादा होगा उतना ही आत्मविश्वास ज्यादा होगा।

हमारे युवा इस ज्ञान से अनभिग्य होते हुए, ब्रह्मचर्य में न तो संयम का पालन करते हैं और न ही ओज का बैंक बैंलस बना पाते हैं। इसके विपरीत बुरी संगत में पड़कर अपने इस ओज को व्यर्थ गवां देते हैं और निस्तेज, उत्साह- विहिन व बुझे बुझे चेहरे लेकर शादी कर लेते हैं। तब आरम्भ होती वैद्य की, हकीम, ओझा तथा डाक्टरों की ओर दौड़ें - एक के बाद दूसरा, दूसरे के बाद तीसरा और अन्त में यह दौड़ (IVF) केन्द्र पर आकर ही रुकती है वहाँ भी न जाने क्या, क्या पता क्या?

प्रत्येक धातु यदि पुष्ट होगी तो शरीर भी पुष्ट होगा। किसी एक धातु की कमी के कारण उसका संबन्धित रोग उभर आएगा। हमारी सांतवी धातु ही वीर्य, शुक्र या ओज है जिसकी कमी के कारण चेहरा निस्तेज, बुझा बुझा व बीमार सा दिखता है। जब ओज का बैंक बैंलस नहीं है तो शादी के बाद ताकत उधार दवाइयों से लेगें (अध्याय-34) तो वापिस कहां से करेगें, जिसके कारण स्वयम् तो बीमारियों से घिरेगें ही साथ ही साथ, यदि संभव हुआ तो विकलांग बच्चों को जन्म देगें। जंगलों में विकलांग जानवर क्यों नहीं पैदा होते?

हम सब ऋषिओं व संतों की सन्तान हैं। यहां तक कि यह स्वभाविक कहा जा रहा है, "वासुदेव कुटुम्बकम" अतः क्यों न हम अपने आप को स्वस्थ बना कर अपने वंश को आगे बढ़ाएं, जिसको **गोत्र नाम** दिया गया है (इस का व्यखान: अध्याय 16)। अब IVF में, यदि **पिता के क्रोमोसोम अस्वस्थ्य हैं या फिर नहीं हों तो** IVF **को डोनर पिता ढूंढना ही पड़ेगा, तो फिर ऐसे** बच्चों का कौन सा वंश/गोत्र दिया जाए।

पद्मपुराण से उलेखः-

"बुद्धिस्वास्थ्यं मनः स्वास्थ्यं स्वास्थ्य मिन्द्रियिकं तथा"

अर्थात बुद्धि की स्वस्थता, मन की स्वस्थता तथा सभी इन्द्रियों की स्वस्थता ही शरीर की पूर्ण स्वस्थता मानी जाएगी। इन तीनों अवस्थाओं का जो धारक है, वही पूर्णता स्वस्थ कहा जाएगा और स्वस्थ्य शरीर ही धर्म का साधक हो सकता है।

ब्रह्मचर्य का यौगिक अर्थ है ब्रहम की प्राप्ति के लिये वेदों का अध्यन करना। प्राचीन काल में छात्रगण ब्रहम की प्राप्ति के लिए गुरू के यहां रहकर सावधानी के साथ वीर्य की रक्षा करते हुए विद्याध्ययन करते थे। **वीर्य रक्षा ही जीवन है और वीर्य का नाश ही मृत्यु है**

वीर्य रक्षा के प्रभाव से ही प्राचीन काल के लोग दीर्घआयु, निरोग, हृष्ट पुष्ट, बलवान, बुद्धिमान, तेजस्वी, शूरवीर और दृढ़संकलप होते थे।

ब्रह्मचर्य के बल से ही वे थोड़े ही समय में नानाप्रकार की विद्याओं को सीख कर अपने ज्ञान द्वारा अपना व जगत का लौकिक एंव पारमार्थिक कल्याण करने में समर्थ होते थे। शरीर में "सार वस्तु" वीर्य ही है। वीर्य के नाश से शरीर बल, ओज, बुद्धि, धन, मान, लोक, परलोक सब की हानि होती है।

महामृत्युंजय मंत्र

ॐ त्र्यम्बकं यजामहे सुगन्धिं पुष्टिवर्धनम्।

उर्वारूकमिव बन्धनान्मृत्योर्मुक्षीय मामृतात्।।

अर्थः तीनों नेत्र वाले उत्तम गंध से युक्त तथा उत्तम स्वास्थ्य प्रदान करने वाले भगवान की हम पूजा करते हैं। जैसे पूरी तरह पक जाने पर खरबूजा स्वतः अपनी बेल से अलग हो जाता है वैसे ही हम पूर्ण जीवन पाने के उपरांत बिना कष्ट के अमरत्व को प्राप्त करें

Clip. ****

It should be remembered that toxic body is a fertile field for diseases, thus two important factors of health should be kept in mind.

Firstly, the diet should be balanced so that it contains a minimum of starch and protein (Contrary to the medical view) and a maximum of mineral bearing foods to keep the bloodstream clean.

Secondly, there should be steady elimination of dead and worn-out cellular tissues which if allowed to remain in the system, impede its functions and circulations. The only way to do this is by muscular activity, either in the form of walks or systematic exercises, or by Yog Asans and Pranayam.

The natural way of Healing,

By Dr. J.M. Jassawala

Bell Books

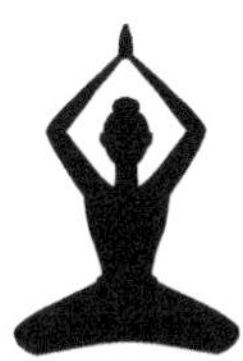

4. लम्बी आयु का रहस्य

आयु तो तभी लम्बी होगी यदि शरीर स्वस्थ होगा। अतः शरीर को स्वस्थ रखने के उपाय ही लम्बी आयु के उपाय अर्थात रहस्य हैं। हम इस संसार में हम हाथ पर घड़ी बांध कर नहीं आये जिस से पता चले कि आयु इतने साल, महीने, दिन, घंटे व मिनट है। यहां लम्बी आयु के रहस्य दिए जा रहे हैं जैसे किः-

1. ब्रहमचर्य सयंम से, 2. श्वासों की गिनती में बचत 3. दिल की धड़कन में बचत 4. भोजन में बचत 5. दुख का खर्च अधिक 6. ध्यान और योग।

1. **ब्रहमचर्य का संयम से पालनः-** ब्रहमचर्य के बारे में पिछले अध्याय में बहुत कुछ कहा गया है परन्तु यह विषय इतना महत्वपूर्ण है कि बारम्बार भी इसका मनन करें तो भी कम हैं जैसा कि कहा गया हैः-

करत करत अभ्यास के जड़मती होत सुजान।

रसरी आवत जात ते सिल पर परत निशान।।

अतः जितनी बार भी ब्रहमचर्य की चर्चा की जाए वह कम ही होगी। यह सातवीं धातु - शुक्र ओज, जितना इसका संग्रह किया जाए उतना ही यह ओज चेहरे से टपकेगा और इसके विपरीत चेहरा ओजरहित हो जाएगा और बुझा बुझा ही रह जाएगा। तब तो चेहरा बिना बीमारी के भी बीमार सा दिखेगा। रोग प्रतिरोधक शक्ति भी घट जाएगी। ओज अर्थात वीर्य का उपयोग केवल गृहस्थ आश्रम में ही मान्य है और वह भी सन्तान पैदा करने के लिए जिससे इस संसार की श्रृखंला बनी रहे।

अथर्ववेद में दिया गया है:-

"ब्रह्मचर्येण तपसा देवा मृत्युमुपाध्नत।

इन्द्रोह ब्रह्मचर्येण देवभ्यः स्वरामरत।।"

]

अर्थात "ब्रह्मचर्य तप से विद्वानों ने मृत्यु को दूर कर दिया, इन्द्र ने भी ब्रह्मचर्य के प्रताप से देवताओं को सुख और तेज प्रदान किया" इस का अर्थ है कि मृत्यु को दूर रखने के लिए ब्रह्मचर्य पालन अति आवश्यक व अनिवार्य है। इसका पालन अवश्य करें।

ब्रह्मचर्य: विद्यार्थी आश्रम में अर्थात ब्रह्मचर्य जीवन में जो ओज को नष्ट करके जो लोग गृहस्थ जीवन में प्रवेश करते हैं उनका जीवन अत्यंत दुख:पूर्ण होता है। शीघ्रपतन और स्नायु मंडल की शिथलता व स्त्री को तृप्त ना कर पाने के कारण, स्त्री के सामने आने में ऐसे लोगों को अति लज्जा व संकोच का अनुभव करते हैं। स्त्री को हर समय अतृप्त देख कर, कमजोर पति या तो आत्महत्या की या फिर कहीं भाग निकलने की बात सोचने लगता है (ऐसे कई केस देखें भी हैं) ऐसी दशा में, ऐसी कोई दवाई नहीं जो इसकी पूर्ती कर सके। अत: इस प्रकार के दुखों से रक्षा व बचाव के लिये कठोर ब्रह्मचर्य पालन की प्रेरणा ब्रह्मचर्य आश्रम में देते हैं ताकि गृहस्थ जीवन का पूर्ण आनंद ले सकें तथा इस संसार में अपना अंश छोड़ सकें। "बीज सेहत का अध्याय 34 भी यही इंगित करता है। ऐसे ही लोग IVF केन्द्रों का दरवाज़ा खटखटाते हैं, दुःख भी झेलते हैं तथा पैसे भी खर्च परन्तु लाभ कुछेक को ही।

विज्ञानकों ने शोध करके निष्कर्ष निकाला है कि 80 पौंड (36 किलो) भोजन से रस और रस से 80 तोला खून बनता है और 80 तोला खून अन्य धातुओं से होता हुआ 2 तोला वीर्य/ओज बनता है यानि कि एक मास की मेहनत व कमाई डेढ़ तोला वीर्य है। एक बार ही ब्रह्मचर्य भंग होने से लगभग डेढ़ तोला वीर्य के निकलने से आयु घटती जाती है। परिश्रम से प्राप्त किया हुआ वीर्य को एक ही बार में नष्ट कर देना कौन

सी समझदारी है? और यही वीर्य यदि नष्ट न हो तो ओज बन कर सारे शरीर को तेजस्वी बना देता है। अतः

"मरण विन्दुपातेन जीवनं विन्दु धारणात्।"

यानि कि वीर्य का नाश मृत्यु है वीर्य की रक्षा जीवन है। मैथुन क्रिया, क्रोध, उतेजना, हिंसा, आवेश अति-हर्ष इत्यादि में श्वास जल्दी चल कर बढ़ जाते हैं, जिससे आयु घटती है और प्राणायाम, ध्यान, शांति, क्षमा, ब्रहमचर्य, नम्रता आदि में श्वास धीमी गति में चलते हैं जिससे आयु बढती है। आगे चल कर बताया गया है आयु कि अवधि श्वासों पर निर्धारित है, साल महीनों व दिनों पर नहीं। यह रहस्य सदा याद रखना चाहिए। और भी:-

"यत्र नार्यस्तु पूज्यन्ते रमन्ते तत्र देवता"

अर्थात जहाँ नारी की पूजा की जाती है वहां देवता रमण करते हैं। सनातन धर्म में नारी की पूजा बच्चिओं से ही आरम्भ हो जाती है बच्ची के जन्म पर कहते हैं कि घर में लक्ष्मी आई है। थोड़ी बड़ी होने पर कन्या पूजन होता है। नवरात्रों में माता वैष्णो देवी के मन्दिर में कैसे कन्या पूजन होता देखा गया है।

अतः तभी तो यह सत्य है:-

"यत्र नार्यस्तु पूज्यन्ते रमन्ते तत्र देवता"

यह सिद्ध होता कि नारी भोग वस्तु नहीं अपितु परम पूजनीय मातृ शक्ति है। इसीलिए मनुष्य को संयम के साथ ब्रहमचर्य के पालन पर विशेष जोर दिया गया है। ब्रहमचर्य द्वारा शरीरिक शक्तियां क्षीण नहीं होतीं तथा बुढ़ापा भी दूर खड़ा देखता रहता है पास नहीं आ सकता है और पीछे रह जाता है।

ओज जैसा कि नाम है शरीर का ओज बना रहता है, जिससे शरीर स्वस्थ, तेजस्वी, व उर्जावान लम्बी आयु तक बना रहता है।

जो बच्चे, जवान व बूढ़े संभोग की विलासता में लिप्त रहते हैं, उन्हें विभिन्न बीमारियां घेरे रहती हैं। निश्चय ही, यह शरीर विलासता

के लिए नहीं अपितु और कई महान कामों के लिए है। प्रकृति मां हमें ज्ञान देती है कि मनुष्य को छोड़ कर सारे के सारे जीव केवल संतान उतपत्ति के लिए मिलन करते हैं। लेकिन हम मनुष्य संसार की सब से बुद्धिमान व प्रगतिशील रचना, इस ओर ध्यान ही नहीं देते तथा बार बार **वीर्यपात व गर्भपात** के चक्कर में फंसे रह गए हैं।

यदि आप किसी समाज सेवा अथवा इससे भी सुंदर काम में व्यस्त हैं तो विलासता की ओर स्वतः ध्यान ही नहीं जाएगा। इस संसार में विलासियों व कामियों की कोई पहचान नहीं अपितु कर्मियों व रचनकारों का नाम इतिहास में स्वर्ण अक्षरों में चमकता रहता है।

ब्रहमचर्य की दृढ़ स्थिति हो जाने पर, वीर्यलाभ, सामर्थ का लाभ होता है, तब उसके मन बुद्धि, हृदय और शरीर में अपूर्व शक्ति का प्रादुभाव हो जाता है। साधारण मनुष्य किसी काम में भी उसकी बराबरी नहीं कर सकता। **शुक्र क्षीण के लक्षण:-** वीर्य के क्षीण होने पर थकावट, दुर्बलता, मुंह का सूखना, सामने अंधेरा.. शरीर का टूटना, पीला पड़ जाना, अग्निमान्दम नपुंसक अंडकोष में टोचन सी पीड़ा, दाह होना, वीर्य के साथ साथ रक्त का स्खलन होना।

इसके विपरीत शुक्र धातु का शरीर में कोई स्थान विशेष नियत नहीं है जहां शुक्र विशेष रूप से विद्यमान रहता हो। शुक्र सम्पूर्ण शरीर में व्याप्त रहता है तथा शरीर को बल प्रदान करता है। इसके लिए कहा गया है, जिस प्रकार दूध, में घी और गन्ने में गुड़ व्याप्त रहता है, उसी प्रकार शरीर में शुक्र व्याप्त रहता है। कोई जल्द बाजी नहीं, सब कुछ शांतिपूर्वक, न योग में जल्दी, न खाने में जल्दी और व्यवहार में नम्रता व धीरे धीरे चलना आदि में श्वास धीमी गति से चलते हैं। आयु की अवधि श्वासों पर निर्धारित है। सालों, महीनों, दिनों पर नहीं। यह रहस्य सदा याद रखना चाहिए।

श्वास छोड़ना व भरना गहरा लम्बा होना चाहिए। जितना समय छोड़ने में लगे उतना ही भरने में लगना चाहिए। उसके लिए मन ही मन किसी मंत्र का जाप करना चाहिए। जैसे श्वास छोड़ते समय

गायत्री मंत्र का जाप तथा भरते हुए भी गायत्री मंत्र का जाप करना चाहिए। जिससे श्वास स्वतः ही गहरे लम्बे होते जाएगें। और आयु भी बढ़ती जाएगी।

सारांशः-   बलेन पृथ्वी विष्ठति बलेनान्तरिक्षम्।

वीर्यमेव बलं बलमेव वीर्यम्।।

अर्थातः- बल में पृथ्वी स्थिर है, बल से आकाश स्थिर है अतः वीर्य में ही बल है। या बल ही वीर्य है। ब्रहमचर्य ही जीवन है। और ब्रहमचर्य ही आरोग्य का मुख्य सतम्भ है।

2. श्वासों की गिनती कमः- इस धरती पर हम कलाई पर घड़ी बांध कर नहीं आए कि आयु इतनी होगी वल्कि श्वासों की गिनती पर निर्भर आयु के आधार से अपनी उमर लेकर आए हैं। ज्यादा श्वास लेगें तो उमर कम हो जाएगी और कम श्वास लेगें तो उमर लम्बी हो जाएगी और श्वास लम्बे तो आयु भी लम्बी। आओ विचार करेंः-

(क) भौतिक चिंतनः- प्रत्येक मनुष्य एक दिन में 21600 श्वास लेता है यानि कि एक मिन्ट में 15 श्वास लेता है। यह श्वास क्रिया क्या दर्शाती है? यानि कि कार्बनडाई-आक्सइड बाहर तथा उस स्थान में आक्सीजन अन्दर। जितनी आक्सीजन हमारे अन्दर यानि कि हमारे रक्त में ज्यादा आक्सीजन अर्थात हमारा रक्त ज्यादा लाल व आक्सीजन युक्त होगा तो सभी अंग स्वस्थ होंगे तो और कोई रोग नहीं होगा।। यदि श्वास धीरे धीरे बाहर निकालेगें तो ज्यादा सा ज्यादा कार्बनडाईआक्साइड बाहर जाएगी और ज्यादा आक्सीजन फेफड़ों में भरी जाएगी। जितनी कोई भी क्रिया धीमी होगी उतनी आक्सीजन कम खर्च होगी। योग की यही विशेषता है कि कम श्वासों में अधिक काम करना क्योंकि गति धीमी होगी तो आक्सीजन भी कम खर्च होगी। यहां तक कि श्वास खाली करने व भरने में भी आक्सीजन भी खर्च होती है। थोडा ही समय बीता है कि हम ने देखा कि कोरोना ने क्या जुल्म किया, कितने ही लोग अक्सीज़न सिलिंडर के साथ ही इस दुनिया से चले गये।

(ख) अध्यात्मिक चिन्तनः- यह भी देखा गया है कि पहुंचे हुए योगी बिना श्वास लिये कितना समय बिता देतें हैं, अतः लम्बी आयु। जब किसी की मृत्यु होती है तो अक्सर कहा जाता है की उसने अंतिम सांस ले ली। परन्तु यदि हम श्वास बचातें रहेंगे तो अंतिम श्वास और आगे बढ़ जाएगा। तब वह अंतिम श्वास, जितने श्वास बचे हैं उसी अनुसार उतनी देर से आएगा। उदाहरण के लिएः- एक दिन में 21600 श्वास लिए लेकिन धीमे धीमे श्वास लेने व छोड़ने मान लो केवल 21000 श्वास लिए तो एक दिन में 600 श्वास बचा लिए। इस तरह से 600 श्वास का अर्थ है कि एक दिन में 40 मिन्ट आयु लम्बी हो गई क्योंकि 15 श्वास एक मिन्ट में लेगें तो ही। इसी तरह प्रति दिन 40 मिन्ट बचे तो 36 दिन के बाद एक दिन बचा यानि कि 36 दिन में आयु एक दिन बढ़ गई। इसी तरह योग करने से आयु बढ़ जाती है और बुढ़ापा पीछे हटता जाता है। इसीलिए हमारे संत पुरुष कहते हैं कि शान्ति शान्ति। कोई क्रोध नहीं कोई उतेजना या द्वेष नहीं। यदि हम भी योग करें शांति का पालन करें, क्रोध न करें, भोग विलास से दूर रहें तो हम स्वस्थ रहेंगें अतः लम्बी आयु भोगेंगे।

3. दिल की धड़कन कमः- हमारी आयु दिल की धड़कन पर भी निर्भर करती है। प्रत्येक दिन हमारा दिल एक मिन्ट में 72 बार धड़कता है यदि हम इस धड़कन को कम करेंगें तो आयु स्वतः ही लम्बी हो जाएगी। विचार करेः-

(क) भौतिक चिंतनः यदि दिल कम धड़केगा तो दिल ज्यादा स्वस्थय रहेगा क्योंकि कम उपयोग का अर्थ लम्बी आयु। ठीक उसी प्रकार जैसे कि कोई मशीन कम उपयोग में लाई गई तो कम उपयोग से उस की आयु बढ़ गई। इसके लिए क्रोध कम, विलासता भी कम, भोजन भी कम, भोजन सुपाचय व सात्विक, गहरे लम्बे श्वास, शांति का पालन इत्यादि। यह भी देखा गया है कि जिन को B.P.की शिकायत होती है उन की दिल की धड़कन 72 से कहीं उपर होती हैं 100 से 120 बीच या फिर उससे भी अधिक लेकिन योग वालों

के धड़कन 60 और 65 या उस से भी कम के बीच रहती है। फैसला आप का?

(ख) अध्यातमिक चिन्तनः- हमारे दिल की धड़कने भी निश्चित गिनती की है। जैसे ही हम क्रोध में आते हैं तो दिल की धड़कन तेज़ हो जाती है। जिससे एक मिन्ट में 72 की जगह धड़कनें कई-कई अधिक हो जाती हैं आवश्यकता से अधिक दिल धड़कनें लगता है। अगले पल की धड़कनें भी व्यर्थ ही समाप्त हो रही हैं अर्थात आयु भी उसी अनुपात में कम हो रही है। अतः यदि लम्बी आयु का विचार आता है तो कोई भी दिल को तेज धड़काने वाली क्रिया न हो जैसे क्रोध, शोक, खुशी, ब्रहमचर्य भंग, जोर का काम इत्यादि। श्वासों की गिनती, दिल की धड़कन, जितनी हमें उस ईश्वर ने हमारे पिछले कर्मो के अनुसार दी है, अब वह हम पर निर्भर करता है कि उसे जल्दी जल्दी या फिर धीरे धीरे खर्च करें। उसी अनुसार हमारी आयु कम होगी या अधिक।

4. भोजन भी कम:- भोजन हमारा भी वही होना चाहिए जो ईश्वर ने हमें दिया है। जब बच्चा जन्म लेता है तो उसकी माता की छातियों में दूध आ जाता है। जो जीव इस संसार में आता है या फिर आने वाला होता है उसके भोजन का प्रबन्ध उस ईश्वर या प्रकृति माँ ने पहले ही कर रखा है। बडे होकर मनुष्य के लिए भी सब्जियां व फल इत्यादि का प्रबन्ध, वह भी ऋतु अनुसार, कर दिया है। भोजन भी सातविक ही हो। यानि कि कंद मूल और भोजन की मात्रा भी कम ही हो। अर्थात इतना न खाएं कि पेट भर जाए अर्थात जितना खा सकते है उस से आधा ही खाएं। एक आधा भाग भोजन के लिये, दूसरे आधे में एक चौथाई भाग पानी के लिए और एक चौथाई भाग गैस के लिए। विचार करें कि जो आधा भोजन इस प्रकार बच गया वो अगले दिन के लिए। इसी तरह बचाते बचाते आने वाले कई दिनों, महीनों, व सालों का भोजन बचा लेगें और साथ ही साथ बचा हुआ भोजन करने के लिए हमें जिन्दा रहना पड़ेगा अर्थात कम भोजन करने से आयु बढ़ा ली। साथ ही साथ कम भोजन आसानी से पच भी जाता है व शरीर का पोषण भी होता है।

5. दुखों को अधिक खर्च करो:-

हमारे श्वासों, दिल की धड़कन, भोजन की तरह दुखों की मात्रा भी, हमारे कर्मों अनुसार निश्चित है। बचपन व जवानी में हम दुखों को नहीं खर्च करते परन्तु उमर बढ़ने के साथ साथ, उमर कम रह जाती है परन्तु दुख तो अधिक बच जाते हैं जो बची हुई आयु में अधिक दुख भोगने पड़ते हैं। ज्यादा आयु में शरीर की प्रतिरोधक शक्ति भी क्षीण हो जाती है। अतः बुढ़ापा भी जल्दी आ घेरता है और दुख भी अधिक बचे रह जाते हैं।

लेकिन आओ विचार करें यदि गर्मी हो या सर्दी आयु कुछ भी हो और ब्रह्म वेला (सुबह 3 से 4 बजे के बीच) में उठ कर सहते-सहते ठंडे पानी में, नहा कर योग अथवा व्यायाम किया जाए तो शरीर में स्फूर्ति बनी रहेगी, आयु की बात ही क्या? पता ही नहीं चलेगा कि आयु कितनी हो गई। लेकिन बात कुछ हट कर है। लोग अपने सुविधा या आराम के घेरे से (कम्फर्ट (**comfort**) जोन) से बाहर निकलना नहीं चाहते। सोचतें हैं कि जैसा शरीर चल रहा है (विश्वास है कि शरीर ऐसा ही चलता रहेगा), परन्तु ऐसा होता नहीं।

"महाभारत में पानी के यक्ष ने युधिष्टर से पूछा था कि दुनिया में सबसे हैरानी की बात क्या है? तो युधिष्टर का उत्तर था कि दुनिया में हर रोज़ हजारों लोग मर रहे हैं परन्तु जो पीछे रह जाते हैं वो सोचते हैं कि हमारा ऐसा समय आएगा नहीं"।

उम्र के साथ अधिक आयु की बीमारियां सिर उठाना आरम्भ कर देती हैं। कम दिखना, कम सुनना, छाती में कफ समाप्त नहीं होता। यहां तक कि कभी अंग नहीं चलते तो कभी अधरंग का रोग, तो कभी कूल्हे की हड्डी भी टूट जाती है इत्यादि (क्योंकि हड्डियों में कैलिशयम की कमी बढ़ जाती है) तथा हड्डियां कमज़ोर हो जाती हैं।

यदि दुखों को अधिक खर्च करना है तो जवानी से ही आरम्भ कर देना चाहिए ताकि धीरे धीरे दुखों का भंडार समाप्त होना आरम्भ हो जाए और जैसे जैसे उमर बढ़ेगी रोग व दुःख तो बचेगें ही नहीं तथा बुढ़ापा, एक तो देर से आएगा तथा शरीर भी बिना रोग से होगा। जब

बुढ़ापा बिना रोग के होगा तो औरों की तरह नहीं, हम हट कर स्वस्थय जिएगें अर्थात बुढ़ापा देर से आयेगा। बिना किसी की सहायता से पूर्ण जीवन पाने के उपरान्त बिना कष्ट के मोक्ष को प्राप्त करेगें।

6. ध्यानः-

उदाहरण-1: महाभारत में जब गुरू द्रोणाचार्य ने कौरवों व पांडवों की ध्यान की परीक्षा ली। उन्होंने पेड़ पर एक लकड़ी की चिड़िया बांध कर सभी शिष्यों को तीर के साथ चिड़ी की आंख पर निशाना साधने का उपक्रम किया। तीर चलाने से पहले गुरू ने बारी बारी शिष्यों से पूछा कि क्या दिखाई दे रहा है तो प्रत्येक शिष्य ने पहले वाले से बढ़ चढ़ कर बताया जैसे कि पत्ते, डालियाँ, उडती हुई चिड़िया इत्यादि। परन्तु जब अर्जुन की बारी आई तो अर्जुन बोला, "गुरू जी मुझे तो चिड़िया की आंख ही दिखाई दे रही है"। गुरू जी के पूछने पर कि और क्या दिखाई दे रहा है तो अर्जुन का उत्तर था, "गुरू जी चिड़िया की आंख के सिवा और कुछ नहीं दिखाई दे रहा"। जब गुरू जी का आदेश मिला तो तीर चिड़िया की आंख में था। इस ध्यान का लाभ अर्जुन को द्रौपदी के स्वयम्बर में मिला, जब उसने घूमती हुई मछली की परछाईं देखकर निशाना लगा कर स्वयम्बर जीत लिया था।

उदाहरण-2 एकाग्रता की कमी: जहां एक लड़का घर के आंगन में साइकल चलाना सीख रहा था। उस आंगन में तुलसी का पौदा था। जब वह लड़का चक्कर लगा कर उस तुलसी के पास से निकलता तो बचता बचता उस तुलसी से टकरा ही जाता, बार बार ऐसा होता देख, पिता ने उसे समझाया कि वह तुलसी को न देखे और अपने लक्ष्य पर ध्यान रख साइकिल चलाता रहे। जिधर नहीं जाना तो उसे देखना ही क्यों? इतना समझाने के बाद उसने बहुत चक्र लगाए, लेकिन एक बार भी तुलसी से नहीं टकराया।

अब हम विचार करते हैं यदि ध्यान नहीं तो क्या क्या कमियां हो सकती हैः-

- नींद नहीं आना। करवटें बदलते रहना।

- पढ़ाई करके याद नहीं रहता, नतीजा हीन भावना का जन्म।

- काम भी याद नहीं रहता।

- नया कुछ भी याद नहीं और पुराना भी भूलना लगे

- मन में बेकार विचार घुमड़-घुमड़ कर आते रहते हैं।

- विचारों का प्रवाह बाढ़ में उफनती नदी की तरह चलना।

- हमें रोग शरीरिक ही नहीं मानसिक भी होतें हैं। ऐसे कई उदाहरण देखें गए हैं कि शरीर हर प्रकार से स्वस्थ है, परन्तु मानसिक रूप से रोगी है। कभी कभी तो डाक्टर शरीर की पूरी जांच पड़ताल कर के रोगी को मनोविज्ञानिक या फिर न्योरो के पास आगे जांच पड़ताल के लिए भेज देता है चाहे दिमाग का डाक्टर या फिर मनोविज्ञानिक डाक्टर, दोनों मन के विचारों या फिर दिमाग में चल रही उथल पुथल से सम्बधित हैं। उसके लिए अति आवश्यक है कि हम विचारों की श्रृंखला तोड़ कर अच्छे, नेक व दूसरों के भले ले विचार पनपने दें। ध्यान का काम तो अनेक विचारों में से अच्छे एवं कम से कम विचार ग्रहण करना है।

बचपन में जब माता जी मेरे पैर से कांटा निकालती थीं तब मुझे कहतीं कि सामने आम के पेड़ पर एक आम लगा रह गया है ढूंढो कौन सी डाल पर है। जब में आम ढूंढता रहता तब तक माता जी कांटा निकाल देती और मुझे पता भी नहीं चल पाता कि काँटा कब निकल गया। यानि मेरा ध्यान तो उस आम ढूंढने में लगा रहता तथा कांटा निकलने पर ध्यान नहीं रहता और न ही दर्द का पता चलता।

दूसरी उदाहरण है एक छोटे बच्चे को टीका लगाने का। डाक्टर बच्चे को गुदगुदाने लगता है, बच्चा भूल जाता है कि उसे टीका लगने वाला है। डाक्टर बच्चे को थपथपाते टीका लगा देता है और बच्चे को पता भी नहीं चलता।

ऊपर वाले दोनों उदाहरणों में ध्यान भटका दिया जाता है, नहीं तो बच्चा सुई को देख कर घबरा जाता और रो रो कर बुरा हाल करता। ध्यान भटकाने के लिए माता जी अपने बच्चे को आम ढूंढने में लगा देती है। या फिर डॉक्टर के गुद गुदाने पर। यहां मेरी बताने की चेष्ठा है कि

इन सब उदाहरणों से हमने जाना है कि ध्यान की महत्ता क्या है? जब हम ध्यान लगाने की बात करते हैं तो ढेरों विचार हमें चिन्तन नहीं करने देते। यदि सोना चाहो तो नींद दूर भाग जाती है क्योंकि मन चंचल बन्दर की भांति एक डाली से दूसरी डाली पर उछल कूद करता रहता है, अनेकों विचार आते रहते हैं। लेकिन हमें तो शांति चाहिए। जब हम ध्यान की चेष्ठा करते हैं मन बहुत सारे विचारों से कुछ गिनों चुनों विचारों पर आ जाता है और धीरे धीरे अनचाहे विचार छंटने लगते है और हम ध्यान की ओर आगे बढ़ जाते हैं।

ध्यान में बैठने से हम अपने आप को उस सर्वशक्तिमान ईश्वर से जोड़ने की चेष्ठा करते हैं, जिस से मन की उतेजना शांत होती है। इसका सार्थक प्रभाव हमारे मन पर पड़ता है। परिणामस्वरूप दिल की धड़कन कम होती है तथा प्रति मिन्ट श्वासों की गिनती भी कम होती है अर्थात लम्बी आयु।

श्रीमद् भगवद्गीता सेः-

"चंचलं हि मनः कृष्ण प्रमाथि बलबद् दृढ़म्

तस्याहं निग्रहं मन्ये वायोरिव सुदुष्करम्" भ.गीता।। 6/34।।

अर्थात हे श्री कृष्ण: यह मन बड़ा चंचल, प्रमथन स्वभाववाला, बड़ा दृढ़ और वलवान है। इसलिए उसको वश में करना, मैं वायु को रोकने की भांति अत्यन्त

दुष्कर मानता हूं।

श्री भगवानुवाच

"असंशयं महाबाहो मनो दुर्निग्रहं चलूम्।

अभ्यासेन तु कौन्तेय वैराग्येण च गृह्चते" भ.गीता।। 6/35।।

श्री कृष्ण भगवान बोलेः हे महाबाहो ! निःसंदेह मन चंचल और कठिनता से वश में होने वाला है परन्तु हे कुन्तीपुत्र, यह अभ्यास और वैराग्य से वश में होता है।

अतः ब्रहमवेला (सुबह 3 से 4 बजे) में उठकर शौच और स्नान आदि से निवृत हो कर जब योग में आसन, प्राणायाम तथा ध्यान करेगें तो मन स्वतः ही वश में आ जाएगा।

क्योंकि **"योग्शिचत्वृति निरोध:"।**

अर्थात: योग द्वारा चित्त की वृतियों को बस में किया जा सकता है

आज कल तो न्यूरो रोगों में, उच्च नामी हस्पतालों ने भी कहना आरम्भ कर दिया है कि आप ध्यान (Meditation) को किसी योगाचार्य की देख रेख में अपने जीवन में उतारें। क्योंकि शरीरिक रोग से बढ़कर मानसिक रोग ज्यादा हानिकारक है। शरीरिक रोग तो किसी न किसी पैथी से ठीक हो जाएंगें ही परन्तु मानसिक रोग अधिक भयंकर होते हैं और बिना ध्यान के ठीक नहीं होते।

ध्यान कैसे:- पद्म आसन या सुख आसन में बैठें, कमर सीधी गर्दन सीधी दोनों हथेलिएं घुटनो पर रुख आकाश की ओर, आंखें कोमलता से बंद। श्वासों को धीरे धीरे बाहर निकालें, पूर्ण बाहर जाने पर धीरे धीरे भरना आरम्भ करें ये क्रिया बार बार करते जाएँ ध्यान श्वासों पर. ही रहे। अब ध्यान श्वासों की गहराई पर, इस के पश्चात बाहर जाते श्वास गर्म व भरते श्वास ठंडे, इस पर ध्यान करें। यह क्रिया चलती रहे। जितनी देर यह क्रिया चलती है ध्यान इधर ही अटका रहेगा। और कुछ भी अर्जुन की तरह दिखाई नहीं देगा या सोच में नहीं आयेगा। यही क्रम सोने के समय करें तो नींद का पता ही नहीं चलेगा कि कब आ गयी और भी गहरी नींद। सुबह जब उठेंगे तो बिलकुल तरो ताज़ा। यदि ठीक लगे तो ध्यान की अवधी बढ़ा दें। अथवा पांचो तत्वों पर बारी बारी ध्यान ले जाओ और सातों चक्रों पर भी ध्यान ले कर जाएँ। अन्यथा अपने शरीर के प्रत्येक अंगों को निहारते जाएँ। यदि पड़ोस में D. J. बज रहा है तो ध्यान अपने श्वासों पर लेजाएं और कहीं न जाएँ। और यदि गली के बल्ब की रोशनी की किरन आ रही है तो ध्यान उस पर ले जाएँ, उस का रंग देखें, चमक देखें, किरणों को देखें, आप पायेंगे कि नींद कब आ गयी और पता भी नहीं चला।

Prevention is better than cure.

फर्क पड़ता है

पूर्णमाशी का दिन था समुद्र में ज्वारभाटा भी आरहा था। आता हुआ पानी हजारों मछलियाँ लेकर आता तथा जाते हुआ उन मछलियों को किनारे पर तड़पती हुई छोड़ जाता। काफी लोग ज्वर भाटे का आनंद लेने किनारे पर खड़े थे। लेकिन एक आदमी बार बार झुक कर कुछ चीज़ें उठा-उठा कर समुद्र के पानी में फैंक रहा था। यह देख कुछ लोगों को जिज्ञासा हुई तो उन्होंने पास आकर देखा कि वह आदमी तड़पती हुई मछलियों को उठा-उठा कर वापिस पानी में वापिस फैंक रहा था। एक आदमी ने हैरानी से पुछा: "भाई साहिब आप यह क्या कर रहे हैं? उस आदमी ने शांत भाव से उत्तर दिया इस ज्वर भाटे से कितनी मछलियाँ किनारे पर तड़प रहीं हैं बस इनकी जान बचाने के लिये इन को पानी में वापिस डाल रहा हूँ। उस आदमी ने हैरानी से कहा कि यहाँ तो हजारों मछलियाँ हैं और अन्य तटों पर भी इसी तरह हजारों मछलियाँ पड़ी तड़प रही होंगी इन एक दो बचाने से क्या फर्क पड़ेगा? उस मछली उठाने वाले आदमी ने सिर उठा कर उसकी ओर देख कर, एक मछली को उठा कर पानी में फैंका तथा कहा कि इस को तो फर्क पड़ा। इसी तरह सभी लोग यहाँ पर तथा अन्य तटों पर भी यदि सभी एक एक मछली उठाएं तो बहुत फर्क पड़ेगा, लेकिन सभी सोचते हैं कि हमें क्या?

सारांश: हम सभी इसी तरह अपने चारों ओर उदसीन भाव से रहते हैं और यही कहते हैं कि इससे क्या फर्क पड़ेगा?

मैं यह आशा करता हूँ जो कोई इस पुस्तक को इसी भाव से पढ़ेगा तथा इस का पालन करेगा तो उसको तो फर्क पड़ेगा ही और यदि किसी और को यह पुस्तक देगा और वह भी इस के दिए रास्ते पर चलेगा तो उसको भी फर्क पड़ेगा। यदि एक श्रृंखला बनेगी तो बहुत ज्यादा फर्क पड़ेगा।

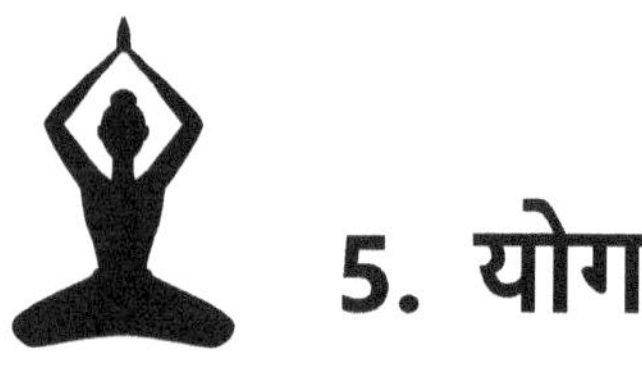

5. योग

ऋषि पतांजलि ने योग के आठ अंग बताए हैं। जबकि योग का अर्थ है आत्मा और परमात्मा का मिलन। ध्यान रहे योग शब्द जैसा है वैसा ही उपयोग में लाएं **योगा** शब्द त्याग दें। अतः योग अर्थात अष्टांग योग निम्नप्रकार से हैः-

1. यमः इसके पांच अंग इस प्रकार हैं-

    (क) अहिंसा

    (ख) सत्य

    (ग) अस्तेय (चोरी न करना)

    (घ) ब्रहमचर्य

    (ड़) अपरिग्रह (जरूरत से अधिक धन नहीं)

2. नियमः इसके पांच भी 5 अंग इस प्रकार हैं-

    (क) शौच

    (ख) संतोष

    (ग) तप

    (घ) स्वध्याय (पठन पाठन)

    (ड़) ईश्वर प्राणिधान

3. आसन

4. प्राणायाम

5. प्रत्याहार (अपने में मस्त, कछुए की तरह)

6. धारणा

7. ध्यान

8. समाधि

1. यम:- पांच अंग:-

(क) अंहिसा:- अंहिसा का अर्थ है कि किसी पर भी मन वचन व कर्म से हिंसा न की जाए। चाहे सामने मनुष्य या कोई भी जीव देह धारी हो। हिन्दु धर्म में पूजने के नाम पर देवी देवते व ग्रह तो पूजनीय हैं ही अपितु आकाश, पृथ्वी, पेड़, तुलसी, आमला, आम, वेल(बिलवा), गन्ना, मूली, गाय, बैल, चूहा, उल्लू शेर इत्यादि अर्थात किसी पर भी हिंसा नहीं। हिंसा से हमारा पर्यावरण संतुलन ही विगड़ेगा। अत: "अहिंसा परमोधर्म:"

(ख) सत्य:- यहां तक निर्देश है कि हंसी मजाक में भी असत्य न बोला जाए। सत्य को जानते हुए उसको छुपाते हुए झूठ बोला जाए तो मन की शांति विचलित होगी,

जिससे दिल की धड़कने तेज हो जाएगी, श्वास की गिनती भी बढ़ जाएगी, बेचैनी में भोजन नहीं पचेगा, बी.पी. बढ़ जाएगा। सत्य छुपाने का दोष तो लगेगा ही। अर्थात जो देखा-सुना, वैसा ही बता देना ही सत्य है।

(ग) आस्तेय:- जिसका अर्थ है कि चोरी नहीं करना चाहे चोरी धन की या विचारों की। अपने आप को संयम में रखना। यहां तक की चोरी का विचार भी मन में नहीं आने पाए, क्योंकि ऐसा कोई भी कर्म न करें जो मन की शांति भंग करे।

उदाहरण: मान लो, मैंने साथी का पेन चुरा कर बैग में डाल लिया, मैं उसका उपयोग नहीं कर सकता इस डर से कि कहीं में पकड़ा न जाऊं। क्या लाभ?

(घ) ब्रह्मचर्यः- मन वचन व कर्म से यौन सुख प्राप्त करना ब्रह्मचर्य भंग करना है यहां संयम अति आवश्यक है। हमारे ऋषि मुनि परिवार सहित ब्रह्मचर्य का पालन करने वाले माने गए हैं। हम यदि अपनी पत्नी से सम्बन्ध केवल संतान के लिए करते हैं तो ब्रह्मचर्य भंग नहीं माना जाएगा परन्तु पर-स्त्री गमन भी ब्रह्मचर्य भंग माना गया है। हमारे गोत्र भी हमारे ऋषियों मुनियों की ही देन हैं। वैसे भी पहले भी बताया गया है कि सातवीं धातु - ओज व्यर्थ नहीं गंवानी चाहिए जो केवल और केवल शरीर की प्रतिरोधक शक्ति को क्षीण करती है और चेहरा निस्तेज हो जाता है।

(ड़) अपरिग्रहः- जरूरत से अधिक धन, सुख सुविधांए, ऐश्वर्य का समान इकट्ठा करना परिग्रह कहलाता है। अपनी जरूरी जरूरतों से अधिक धन, पैसा वस्त्र व भूमि का संग्रह न करना ही अपरिग्रह है। कहा गया हैः-

जनयत्यर्जने दुखं तापयन्ति विपत्तिषु।

मोहयन्तिच सम्पत्तौमर्थाः सुखावहाः

अर्थात धन के कमाने में हमेशा बहुत अधिक कष्ट उठाने पड़ते हैं, अनेक प्रकार की विपत्तियां झेलनी पड़ती हैं। अतः धन अर्जन करना कष्टकारक होता है। धन का संग्रह आवश्यकता से अधिक करना कष्टप्रद होता है। और तो और संग्रह किया हुआ धन लुटेरों को आकर्षित करता है और फिर वही क्रिया आरम्भ हो जाती है। कि धन इकट्ठा करना और कष्टों का आरम्भ।

अतः "यम" का आचरण करने वाला व्यक्ति समाज के लिए बहुत उत्तम कड़ी बनेगा, क्योंकि अंहिसा, सत्य, अस्तेय, ब्रह्मचर्य व अपरिग्रह का अनुसरण करने वाला व्यक्ति, उत्तम व्यक्ति होगा व ऐसे व्यक्तियों वाला समाज उच्च कोटि का समाज होगा। जहां शांति होगी दुराचारी कोई नहीं होगा न ही दुराचार। जो व्यक्ति "यम" का पालन करेगा वह शांत मन, सभ्य समाज का अंग होगा और उसका स्वयं

का न दिल अधिक धड़केगा और न ही सांसें तेज़ चलेंगी, अतः लम्बी आयु भोगेगा।

2. नियमः- पांच अंगः-

(क) शौचः- यह पहला अंग है, अर्थात शुद्धि जो कि दो प्रकार की होती है। बाहर से शरीर की शुद्धि जो कि शौच, जल से स्नान इत्यादि। तथा दूसरी शुधि; काम, क्रोध, लोभ, मोह, माया, अंहकार के त्याग से अंतरमन की शुद्धि। योग में यही आवश्यक है।

(ख) सन्तोषः- नियम का दूसरा अंग संतोष है। यहां इसका अर्थ है तेरी रज़ा में राज़ी। जो मिला है उसी में संतोष। "न मिलने की खुशी और ना मिलने का गम"। समभाव सर्वोपरि।

एक उदाहरणः- **How much land does a man need to live?. A Novel by By:** लियोटोलस्टाय

अतः इस नियम का पालन करने वाला संतोषी, कुछ नहीं पाने में ज्यादा सुखी रहता है। बलबती तृष्णा किसी प्रकार का चैन नहीं होने देती अतः सुख चैन नष्ट हो जाता है, जिससे शरीर क्षीण होता जाता है। अतः आशा-तृष्णा के त्यागी की सर्वत्र पूजा होती है।

(ग) तपः- यह नियम का तीसरा अंग है। तात्पर्य

"संतोषस्त्रिषुकर्तव्यः स्वदारे भोजने धने।

त्रिषु चैव न कर्तव्यो ध्ययने जप दानयो पाठने।।" चाणक्य

अर्थात अपनी पत्नी, भोजन व धन में सदा संतोष रखना चाहिए, अर्थात जो प्राप्त है वह पर्याप्त है परन्तु दान देने, पठन पाठन में कभी संतोष न करें। तप का अर्थ है तपना जो उदेश्य की प्राप्ति के लिए किया जाता है। तप का दूसरा नाम तपस्या भी होता है।

(घ) स्वाध्यायः- **नियम का** यह चौथा अंग है।

इसमें पठन-पाठन, मनन, नित्य नियम को स्वध्याय कहा गया है। एक तो अपने आप को देखना अंदर झांकना है तथा दूसरा वेदों शास्त्रों को पठन-पाठन है। ऐसा करने से गहराई से झांकने व सोचने का तथा जीवन दर्शन का पथ सशक्त हो। किसी भी पथ पर चलें उसका ज्ञान अति आवश्यक है।

(ड़) ईश्वर प्राणीधानः- यह नियम का पांचवा अंग है। गीता में भी कहा गया है कि कर्म किये जा फल की इच्छा न रख। अर्थात जो भी कर्म करें उसे जी जान से करें

तथा उस ईश्वर पर भरोसा रख कर करें। तथा किया हुआ कर्म व फल उस ईश्वर के निमित्त कर दें। कर्म तो करना ही होता है और बिना कर्म के कोई रह भी नहीं सकता है, अतः जो भी कर्म करो उसमें ईश्वर का भाग प्रमुख हो। उसी के आदेश का पालन हो।

"दुर्लभो मानुषो देहो देहिनां क्षण भंगुर।

तत्रापी दुर्लभं मन्ये वैकुण्ठप्रियदर्शनम्।।" भ गीता 11।2।29

अर्थात इस संसार में मानव शरीर दुर्लभ है और क्षणभंगुर है। अनेक पुण्य कर्मों से अनेक जन्मों के पश्चात अति कठिनाई से प्राप्त होता है। उस पर भी यह क्षण भंगुर व अस्थिर है, अनित्य और नाशवान है। अतः मोक्ष प्राप्त करने के लिए, प्राणी को ईश्वर का सहारा लेना अनिवार्य है।

3. **आसनः-** अष्टांग योग का यह तीसरा पायदान है। जहां यम नियम से शारीरिक शुद्धि व मानसिक शुद्धि प्राप्त होती है, उससे आगे आरम्भ होती है शरीर में व हड्डियों में लचक लाने की क्रिया। उदाहरणः- एक आदमी बड़ी सी भारी भरकम भैंस को हाथों से सिर से ऊपर उठा कर प्रदर्शन कर रहा था कि किसी ने पूछ लिया कि इतनी बड़ी व भारी भरकम भैंस कैसे उठा लेते हो? तो उस आदमी का उत्तर था कि "कौन सी भैंस ?" यह तो मेरी कट्टी (भैंस का बच्चा) है जिसे मैं उसको उसके बचपन से उठाता आया हूं। बस यही भेद है हमारी क्षमता का। जो कोई बचपन में योग आरम्भ कर देता है उसको शरीर की लचक ज्यों की त्यों बनी रहती है और समय से कोई विशेष अंतर नहीं पड़ता। हमारी सबसे बड़ी उलझन है कि हमारा निष्क्रिय जीवन। पहले समय में लोग कितने कोस (किलोमीटर) पैदल चलते थे और कितने जटिल रोगों से मुक्त रहते थे। जुकाम को जोशांदे से ठीक कर लेते थे। बुखार को व्रत रख कर, पेट की खराबी को ठंडी लपेट से, एलर्जी को पेट साफ कर के, कब्ज को मौसम

के फल व सब्जियां खा कर, फटे होंठ व एड़ियों को नाभि में तेल लगा कर व ज्यादा पानी पीकर, आंखों के रोग को आंखों में अपना थूक डालकर इसी तरह अनेक रोग दादी व नानी चुटकियों में ठीक कर देती थीं। बचपन में देखा करता था कि दादी व नानी बच्चों को नहलाते समय अपनी टांगों व पैरों पर बच्चों को पीठ के बल लिटा कर उनके पेट (नाभि) पर धार बांध कर पानी डालती थीं जब तक बच्चा पेशाब नहीं करता। इससे बच्चे का हाजमा भी ठीक रहता व बच्चा स्वास्थ्य बना रहता। परन्तु आज हम सभ्य समाज के अंग बन कर रह गए हैं और हर प्रकार के कष्ट के लिए हम दवाई-स्टोर से दवाई ले आते हैं जिसका नतीजा हमें अनेकों बीमारियों के रूप में झेलना पड़ता है। वो बीमारियां जिनका नाम सुना तक नहीं था वो आज कल बहुत प्रचलित हैं, जैसेः- किडनी का रोग, लीवर का रोग, मधुमेह, टी.बी. (राजक्षमा), अलसर,

कैंसर, ब्लड कैंसर, सरवाइकल कैंसर, ब्रेस्ट कैंसर, बड़ी आंत का कैंसर, और कितने प्रकार के कैंसर? उदाहरण:- "एक आदमी के पेट में कष्ट था तो डॉक्टर के पास गया तो डॉक्टर ने उसे अस्पताल भेज दिया। अस्पताल में बताया गया कि उस के पेट में कैंसर का गोला है। उस के ऑपरेशन की तैयारी हो रही थे कि वे P.G.I चले गये तो वहाँ बताया गया कि कोई भी कैंसर नहीं है, तो डॉक्टर से पूछा तो यह गोला क्या है तो डॉक्टर ने बताया कि आप ने हाजमे की बहुत सी दवाई खाई हैं उसी का अंजाम है"

योग आसन, सभी अंगों को व शरीर के संस्थानों को अर्थात स्थूल शरीर को स्वस्थ बनाते हैं। आसन में हम शरीर को खींच कर अथवा दबा कर रुकते हैं उतनी देर दिल धड़कता रहता है। जिससे दिल, खून को पंप करता रहता है परन्तु खींचने व दबाने से हमारा खून धमनियों में आगे जाने से रूक जाता है। जिस कारण दबाब बढ़ जाता है, लेकिन जैसे ही शरीर सामान्य होता है और विश्राम की स्थति में आता है तो शरीर में रक्त, अधिक दवाब से अंगों को साफ व स्वस्थ बनाता जाता है। सभी अंग का पोषण कर तथा साथ ही मृत कोशिकाओं को वापिस ले आता है मृत कोशिकाओं को कोई भी सामान्य विधि साफ़

नहीं कर सकती। अत: योग में आसन के पश्चात् विश्राम जरूरी है तभी लाभ मिलता है। **योग आसन एक और कार्य करते हैं: कि जिस अंग को दबाया जाता है उसमें से रक्त बाहर चला जाता है वह निकला हुआ रक्त फिर से वापिस उस अंग में नहीं आ सकता। अतः दिल से ताजा व पौष्टिक रक्त उस अंग में चला जाता है जिससे वह अंग जैसे लीवर, किडनी, पैनक्रियाज़, कपाल, इत्यादि फिर से स्वस्थ होने आरम्भ हो जाते हैं। और यदि हम योग को दिनचर्या का ही अंग बना लें तो हम बीमार नहीं पड़ेगें। और सभी अंग कम से कम 100 साल तक स्वस्थ बने रहेगें। यही है भोजन व योग का कमाल।**

शरीरिक, मानसिक व अध्यातमिक उन्नति के लिए योग से बढ़कर और कोई भी क्रिया उत्तम नहीं है। आसनों से स्थूल शरीर प्रभाव में आता है। प्राणायाम से सूक्षम शरीर प्रभाव में आता है। तथा ध्यान से कारण शरीर (आत्मा रूपी) प्रभाव में आता है। आसन करने से साधक घंटों बिना हिले डुले ध्यान में बैठ सकता है। यदि कोई 15 दिन बीमार पड़ता है, तो 24 X 15 = 360 घंटे, लेकिन यदि वह प्रत्येक दिन एक घंटा योग करे तो एक साल भर वह बीमार नहीं पड़ेगा तथा छोटे छोटे रोग तो यों‌ही भाग जाएँगे। यह है योग का कमाल।

"युक्ताहार विहारस्य युक्तचेष्टस्य कर्मसु। भ.गी 6/17"

"युक्तस्वप्रावबोधस्य योगो भवति दुःखहा।। भ.गी 6/17"

अर्थात दुखों का नाश करने वाला योग, तो यथायोग्य आहार-विहार करने वाले का, कर्मों में यथायोग्य चेष्टा करने वाले का और यथायोग्य सोने तथा जागने वाले का ही सिद्ध होता है। अतः आसनों में सबसे पहले सदाबहार व सबसे उत्तम आसन सूर्यनमस्कार दिया जा रहा है, जब इस में उत्सुकता जाग जाए तो भारतीय योग संस्थान द्वारा प्रकाशित पुस्तक, **"आसन एंव योग विज्ञान"** उनके किसी भी केन्द्र से प्राप्त की जा सकती है। अथवा Website: yogsansthan.org से भी सम्पर्क कर सकते हैं।

सूर्यनमस्कार की विधि नीचे दी जा रही है, इसे जैसे जैसे कोई भी ऊंची आवाज़ में पढ़े व बोले ठीक वैसे ही करते जाएं अवश्य ही लाभ मिलेगा। लेकिन ध्यान रहे की यह एक दिन में नहीं होगा परन्तु यदि लगातार लगें रहेगें तो अवश्य ही एक दिन फर्क नज़र से आएगा।

सूर्यनमस्कारः-

- विशेषः सूर्यनमस्कार के पश्चात् शव आसन अति आवश्यक है। यह आसन विधि पूर्वक करना चाहिए।

- आसनः एक प्लासटिक शीट, एक दरी व सफेद चादर

- लिवासः ढीले ढाले से कपड़े- कुर्ता, पजामा वह भी सफेद

- शारीरिक स्थितिः शोच से निवृत व स्नान करके।

- समयः ब्रहमबेला- ब्रहममुहूर्त 4:30 से 6:30 सुबह

- विधिः प्लासटिक शीट को समतल भूमि पर पूर्व पश्चिम दिशा में बिछाएं। उस पर दरी तथा दरी के ऊपर सफेद चादर बिछा दें। पूर्व की ओर मुंह करके आसन के अंत से एक फुट (लगभग 12 इंच) जगह छोड़ कर खड़े हो जाएं।

1. एड़ियां मिली हुई, पंजे खुले, हाथों को छाती स्थल पर, हथेलियों की पांचों उगलियां आपस में मिलीं हुईं व हथेलियां भी आपस में मिलीं हुईं। अगूंठे का मूल भाग (Base) छाती के गड्डे में, व कोहनियां दोनों एक सीध में, आंखें कोमलता से बंद व चेहरा सौम्य।

ध्यान का केन्द्रः आज्ञाचक्र - जहां बिन्दी धारण करते हैं उस स्थान से डेढ़ इंच अन्दर की ओर।

2. सूर्य देव का आहवान मित्र रूप में "ॐ मित्राय नमः" इस उचारण से श्वास बाहर चला गया तथा श्वास भरते हुए हाथों को अलग करते हुए बाजुओं को धीमी गति से आकाश की ओर लें जाएं, हथेलियां का रुख सामने

की ओर, कानों के पिछले भाग से सटे हुए बाजू खूब खींचें, गर्दन समेत बाजू पीछे।

ध्यान का केन्द्रः विशुद्धि चक्र- कंठ के पीछे रीढ़ पर

3. साँस छोड़ते हुए, कानों से सटे बाजू धीमी गति से आगे झुकते जाएं। हाथों को पावों के दाएं बाएं बाहर की ओर (दायां हाथ दाएं पांव के बाहर व बायां हाथ बाएं पांव के बाहर की ओर) बीसों अंगुलियां एक ही सीध में, नाक, माथा घुटनों पर लगाने की चेष्ठा, दोनों टागों बिलकुल सीधी (यथाशक्ति करें)

ध्यान का केन्द्रः मणिपूर चक्र- नाभी के पीछे रीढ़ पर।

4. बाहर श्वास में जब रूकना मुश्किल हो जाए तो श्वास भरते हुए, दायां पांव ज्यादा से ज्यादा पीछे ले जाएं, दायां घुटना धरती को छूता हुआ, बायां घूटना छाती के मध्य में 15 अंगुलियां एक सीध में, मुख आकाश की ओर, आखें कोमलता से बन्द, कमर ज्यादा से ज्यादा झुकी हुई।

ध्यान का केन्द्रः स्वाधिष्ठान चक्रः जनेंद्रियाँ मूल के पीछे रीढ़ पर

5. भरे हुए श्वास को जब रुकना मुश्किल हो जाए तो श्वास छोड़ते हुए दूसरा पांव भी पीछे (दाएं पांव के साथ), हाथ पांव की स्थिति नहीं बदलेगी, ठोडी छाती पर व एड़ियां धरती पर लगाने की चेष्टा, यह पर्वत की स्थिति है, चोटी वाला भाग धरती की ओर नितम्ब आकाश की ओरः आनन्द बोधक आसन।

ध्यान का केन्द्रः सहस्रघाट चक्र - जहां चोटी धारण करते हैं।

6. श्वास भरते हुए शरीर को आगे लाते हुए त्रिकोण बनाएं, जिसमें

त्रिकोण की एक भुजा हमारे बाजू, दूसरी भुजा पृथ्वी तथा तीसरी भुजा हमारा शरीर, एड़ी से लेकर सिर तक सारा शरीर एक सीध में। यहां से श्वास छोड़ते हुए घुटने फिर छाती अन्त में नाक माथा धरती (आसन पर) लगा दें, पेड़ू थोड़ा सा उठा हुआ। यहां पर श्वास सामान्य कर सकतें हैं।

ध्यान का केन्द्रः- अनाहत चक्रः हृदय के पीछे रीढ़ पर

7. श्वास भरते हुए शरीर को आगे धकेलते हुए बिना हाथों की स्थिति बदले, कोहनियां सीधी कर दें, मुख आकाश की ओर, छाती आगे निकली हुई नाभि से निचला भाग आसन पर, घुटने भी धरती पर पंजे भी धरती पर एड़ियां खड़ी। आंखे कोमलता से बन्द।

ध्यान का केन्द्रः- मूलाधार चक्र, रीढ़ का अन्तिम छोर।

8. श्वास छोड़ते हुए, शरीर पीछे ले जाएं, पर्वत की स्थिति ठोड़ी छाती के गड्डे में, एड़ियां आसन पर लगाएं, नितम्ब आकाश की ओर, चोटी वाला भाग आसन की ओर। **ध्यान का केन्द्रः-** सहस्रार

9. श्वास भरते हुए दायां पांव (जो पीछे गया था) आगे, दोनों हाथों के बीच लाएं, यानि कि पंद्रह अंगुलियां एक ही सीध में, दायां घुटना छाती के मध्य में, बायां घुटना आसन को छूता हुआ मुख आकाश की ओर।

ध्यान का केन्द्रः- स्वाधिष्ठान चक्र,

10. श्वास छोड़ते हुए दूसरा पांव भी आगे पहले पांव के साथ स्थापित करें, बीसों अंगुलिया एक ही सीध में, नाक माथा घुटनों पर लगाने की चेष्टा, नाक माथा घुटनों पर लगे न लगे, घुटनों में कोई झुकाव नहीं।

ध्यान का केन्द्रः- मणीपुर चक्र,

11. बाजू लगाएं कानों को साथ, श्वास भरते हुए कानों के पिछले भाग से सटे बाजू आकाश की ओर ले जाएं, कमर समेत बाजुओं को खूब खींचें, हथेलियां सामने की ओर गर्दन समेत बाजू पीछे की ओर।

ध्यान का केन्द्रः- विशुद्धि चक्र

12. श्वास छोड़ते हुए हाथों को लाएं छाती स्थल पर हथेलियां व अंगुलियां आपस में मिली हुई। ध्यान का केन्द्रः आज्ञाचक्र,

बाहरवीं स्थिति पहली स्थिति जैसी।

यह एक आवृति हुई।

विशेष बातें:-

कोई भी स्थिति यथाशक्ति ही ग्रहण करें।

दूसरी आवृति में बायां पांव पीछे ले जाएं तथा तीसरी में फिर दायां पांव पीछे।

धीरे धीरे अधिक रुकने का अभ्यास करें।

निर्देशों अनुसार चक्रों पर ध्यान जरूर ले जाएं।

सूर्य नमस्कार के अंत में 2 मिन्ट का शव आसन जरूर करें।

शव आसन:- पीठ के बल लेट जाएँ, पांव में फुट डेढ़ फुट का अन्तर (पांव के अगूठों को मिला कर एड़ियां दूर से दूर, पांव को ढीला छोड़ दें) पांव इतने ढीले की पांव की छोटी उंगली धरती को छू जाए। हथेलियों अधखुली सी, आकाश की ओर, शरीर से 3-4 इंच की दूरी पर।

पांव को दाएं बाएं हिलाएं, टांगों की नसों में शिथलता, कंधों को हिलाएं- धड़ में व बाजूओं में शिथलता, कपाल को दाएं बाएं ले जाएं, गर्दन में व मस्तिष्क में शिथल पूर्ण शरीर शिथिल: ऐसा शिथिल की पांव की छोटी अंगुली धरती पर लग जाए तथा शव आसन शिव आसन बन जाए। सूक्ष्म शरीर को स्थूल से बाहर ले जाएं, पांव की ओर खड़ा करें। सूक्ष्म दृष्टि (बंद आँखों से धरती पर पड़े शरीर को) द्वारा स्थूल शरीर को निहारें। दाएं पांव की छोटी अंगुली को निहारें, दूसरी अंगुली तीसरी अंगुली चौथी अंगुली व पांव का अंगूठा को निहारते हुए पांव के निचला भाग व ऊपर का भाग टखना, पिंडली स्थल, घुटनास्थल, जंघास्थल (सारी जंघः), पेडू के दांये ओरके अंगों को निहारें, फेफड़ों को दाईं ओर दायां कंधा दायां बाजू (हाथों से लेकर कंधे तक निहारें) दाईं ओर के मुख मंडल को निहारे तथा प्रत्येक अंग को निहारें (जिस भी अंग में तनाव व कमी हो - स्व-निर्देश (Autosuggestion) द्वारा ठीक होने के निर्देश दें व ठीक होने की इच्छा रखें। अपने बालों को निहारें व बाएं ओर को अंगों को निहारें - मुख, आँखे, कान व गाल। इसी प्रकार से बाईं ओर को कंठ, फेफड़े, धड़कता हुआ दिल, बाई ओर के पेट के अंगों को निहारे तथा स्वस्थ होने के निर्देश देते रहें। बाईं जंघा, बायां घुटना, बाई पिंडली – इसी प्रकार बाईं

पांव की छोटी अंगुली तक पहुँच जाएं। एक बार सारे शरीर को संक्षिप्त तरीके से निहार कर सूक्ष्म शरीर को स्थूल शरीर पर स्थापित कर दें तथा चेतना में आजाएं।

Note:-

1. इतनी देर हमारा ध्यान इधर उधर भटकने नहीं पाया तथा अपने शरीर के अंगों पर स्थापित रहा अर्थात अनेक विचार से एक विचार (अपना शरीर पर ही रहा)।

2. यदि नींद न आ रही हो तो सोते समय, शव आसन का सहारा लें, आप पाएंगें कि नींद कब आ गई चाहे 1000 वाट का बल्ब जल रहा हो अथवा पड़ोसी के यहाँ डी.जे. बज रहा हो हमारी नींद में कोई खलल नहीं पड़ेगा। अतः आप निश्चिंत हो कर सो सकते हैं। फिर भी यदि नींद न आए तो इसी प्रकार से शव-आसन का सहारा लें। धीरे-धीरे आप इसके साथ एक लय हो जाएंगें तथा नींद कभी भी नहीं सताएगी।

आसनः- अलग-अलग अंगों को प्रभाव में लाने के लिये अलग-अलग आसन हैं, जैसे कि बताया गया है कि भारतीय योग संस्थान की पुस्तक, **"आसन एवं योग विज्ञान"**। इसमें दिए गये अनेक आसन, सारे अंगों को प्रभाव में लाते हैं विशेष कर अध्यात्मिक चक्रों को, जहाँ जीवन दायिनी अंग स्थापित हैं। ये चक्र

रीढ़ पर स्थापित होने माने गये हैं" जो इस प्रकार हैं:-

1. **मूलाधार चक्रः-** रीढ़ के अंतिम छोर से डेढ़ इंच नीचे।

2. **स्वाधिष्ठान चक्रः जनेंद्रियाँ** मूल के पीछे (मूलाधार चक्र से डेढ़ इंच ऊपर

3. मणिपुर चक्रः नाभि के पीछे रीढ़ पर

4. अनाहत चक्रः हृदय के पीछे रीढ़ पर

5. विशुधि चक्रः कंठ के पीछे रीढ़ पर

6. आज्ञा चक्रः जहां बिन्दी धारण करते हैं उससे डेढ़ इंच अन्दर की ओर।

7. सहस्रार चक्रः जहां चोटी धारण करते हैं। **अर्थात हमारा दिमाग**

यह भी सवाल उठता है कि पांडवों ने वनवास के समय जंगलों में कंदमूल ही खाए और किसी भी जीव का शिकार नहीं किया और न ही उसका भक्षण किया, परन्तु हमें अब क्या हो गया है? हम अपनी संस्कृति ही भूलते जा रहें हैं।

आज किसी से भी सेहत व भोजन की बात करो वह झट से बोल उठता है कि क्या करें क्या खाएँ? खाने का सारा सामान हमारी सरकार बनाती ही क्यों है और बनाने क्यों देती है? फिर भी यह कहना उचित ही हैः-

व्याधि मिन्द्रिय दौर्वल्यं मरण चाधि गच्छति।

विरुद्ध रस वीर्यानी मुत्रानोड ना।। सुश्रुत संहितासूत्र 20/19

अर्थात जो आदमी अपनी आत्मा और देह के स्वास्थ्य की रक्षा न करके, रसनेन्द्रिय (जीभ) के वश में होकर स्वाद के लालच में आकर रस तथा वीर्य शक्ति आदि गुणों की दृष्टि के विरूद्ध को उपयोग (अनुचित आहार-विहार) करता है, वह पहले बीमारी तथा इन्द्रियों की दुर्बलता और अन्त में मौत का शिकार होता है।

निष्क्रिय होने से शरीर में कई दोष आ जाते हैं, जैसे किः घुटनो का दर्द, कमर दर्द, कंधा उतर जाना, कोहनी का अपना स्थान भ्रष्ट हो जाना इत्यादि। Frozen shoulder, tennis Elbow, Disc Dislocation etc.

नाभि

नाभिः हज़ारों नस नाड़ियों का संगम। अतः जब भी पेट में गड़बड़ हो तो नाभि पर ठंडे तौलिए से लपेट कम से कम आधा घंटा के लिए करें लेकिन खाना खाने से कम से कम दो घंटे बाद। हर प्रकार के पेट के कष्ट सब ठीक हो जाते हैं। कब्ज़ या फिर पेचिश ही क्यों न हो।

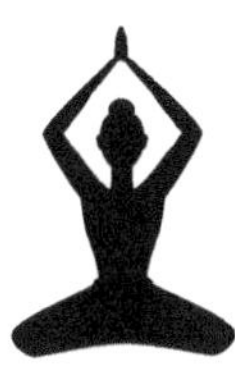

6. शरीर की रोग प्रतिरोधक शक्ति

प्रकृति मां ने हमें स्वस्थ रखने के लिए रोग प्रतिरोधक शक्ति दी है, यदि कोई बाहर से संक्रमण का आक्रमण होता है तो उसका विरोध करने में यह शरीर सक्षम है। कई बार बीमारी का कारण वायरस, बैक्टीरीया, परजीवी या फिर दुर्घना हो इस पर हमारी प्रतिरोधक शक्ति स्वस्थ रखने के लिये मुकाबला करने की क्षमता रखती है, तब वह बीमारी स्वयं समाप्त हो जाएगी। इसके विपरीत यदि प्रतिरोधक शक्ति भी अस्वस्थ हों, तो लोगों के केला व इलाइची खाने से जुकाम हो जाता है। मौसम बदलने पर छींकों की झड़ी लग जाती है या फिर एलर्जी/ छपाकी उभर जाती है। हम में से कई भाग्वान ऐसे भी है जिन्हें कुछ भी नहीं होता है। रोंगों का कारण भी हमारी भोजन की शैली/आदत ही होती है अर्थात खान पान व रहन सहन ही मुख्य कारण होते हैं। इन्हीं कारणों के रहते रोग प्रतिरोधक शक्ति में कमी आ जाती है, जिससे बीमारियों का सग्रंह आ धमकता है। तब आरम्भ होता है अनेक दवाइयों का प्रयोग जो नई बीमारियों को आमन्त्रण देता है जैसेः- खांसी की दवाई से जुकाम हो गया, सिर दर्द की दवाई से माईग्रेन हो गया। जुकाम की दवाई से नाक बंद हो गया। नाक बंद की दवा खाई तो नींद उड़ गई। फिर नींद की दवाई खाई तो चक्कर आरम्भ। तब नीरो डाक्टर की खोज आरम्भ हो जाती है। यदि हाजमे की दवाई खातें हैं वह भी तब ठूंस ठूंस कर खाया हो तो अलसर अथवा कब्ज़ या बवासीर इत्यादि का रोग निश्चित हैं।

प्रकृति मां ने हमें अनेक बचाव के साधन प्रदान किये हैं, कुछ का वर्णन इस प्रकार हैः-

पहलाः नाक के बाल जो कि कीटाणुओं व धुल कणों को शरीर के अन्दर जाने से रोकते हैं। इस तरह हम कितने ही रोगों से बचे रहते हैं।

दूसरा: टौंसिलज हानिकारक किटाणुओं को शरीर के अंदर जाने से रोकते हैं इस तरह हमारा बचाव होता है। ये स्वयं बीमार होकर हमारा बचाव करते हैं लेकिन कुछ लोग इन का ऑपरेशन करवा कर निकलवा देते हैं।

तीसरा: हमारा अन्तपुंछ (Appendix) है तो भोजन का अशुद्ध अंश अपने में सोख लेता है। जब यह भर जाता है तो दर्द के रूप में हमें सावधान करता है और जान बचाने के लिये डाक्टर उसको काट कर निकाल देते हैं। यह अलग बात है, जो बचाव ये अपैंडक्स करता था वह श्रृंखला टूट गई। अब वो बचाव जो अपैंडक्स कर रहा था, उस का दी एंड (The End) हो गया। यानि कि एक प्राणाली जो बीमारियों से बचाव कर रही थी या फिर चेतावनी देती थी वह गयी अथवा समाप्त हो गई। अतः रोग, फल फूल सकते हैं ऐसे ही कई उदाहरण हैं जहां टौंसिलज निकाल दिया गये या फिर नाक के बाल काट दिये अर्थात रोग प्रतिरोधक शक्ति को निष्क्रिय कर दिया तो क्या हम स्वस्थ रह सकते हैं? उस सर्वशक्तिमान ने हमें कितने तरह से बचाया है, एक तो हृदय से पंप होने वाला रक्त को शरीर के अन्दर ही अन्दर घुमाया है क्योंकि यदि दिल से निकलने वाला रक्त शरीर से बाहर बाहर होता तो कट जाने पर यह रक्त को कौन रोकता, परन्तु जो रक्त शरीर के अन्त तक पहुंच कर या फिर अंतिम अंग तक पहुंच वापिस दिल को आता है उसमें दबाव नहीं के बराबर होता है वह हमारी चमड़ी के नीचे नीचे वापिस हृदय को जाता है जो कि नीले रंग की नाड़ियों (veins) के द्वारा पहुंचाया जाता है। यदि इन में कट जाने पर रक्त बहने लगता है तो उस प्रकृति मां ने खून (रक्त) को उसी स्थान पर जमने का प्रावधान बना रखा है। लेकिन हम खान पान व रहन सहन से इस रक्त जमने की प्रणाली को हानि करने से नहीं चूकते। यहां तक यदि रक्त में चीनी बढ़ (मधुमेह हो) जाए तो भी रक्त नहीं जमेगा और मृत्यु निश्चित है।

   इन सब के अतिरिक्त एक और बचाव का तरीका हमारी **तिल्ली** है, जो किसी बाहरी संक्रमण से बचाव के लिए सफेद कोशिकाएं (fighting force) तैयार करती है जो बाहरी संक्रमण से हमारा बचाव करती है। इन सफेद कोशिकाओं की कमी, हमें बीमारियों से, स्थाई

रूप से ही उभरने नहीं देती एवं बीमारियों से घिरे रहने का खतरा बना रहता है।

हमारी अस्वस्थ भोजन शैली के परिवर्तन से हम प्रतिदिन रोग प्रतिरोधक शक्ति में शक्तिहीन बनते जा रहे हैं। हमारी रोग प्रतिरोधक शक्ति का नाश हो रहा है। यहां यह भी बताना इसी बात को सहारा देता कि जब मां गर्भ धारण करती है, उसको सात्विक भोजन पर आ जाना चाहिए इस के विपरीत अगर वह जंक फूड पसंद करती हैं। जंक फूड की विशेषता है कि वह उसी भोजन (जंक फूड) को खाने को बार बार उत्साहित करता है, **नतीजा:** कुपोषण वाले बच्चे पैदा होते हैं। बात यहीं समाप्त नहीं होती, लेकिन इससे भी आगे बढ़ जाती है और वह यह कि गर्भ धारण के पश्चात्

संभोग नहीं रूकता (संसार में मनुष्य को छोड़ कर कोई भी जीव ऐसा नहीं जो गर्भ धारण के पश्चात् संभोग करता है), जिससे गर्भ में पल रहे बच्चे पर तथा उसके अंगों पर बुरा असर पड़ता है, जिससे वह विकलांग, मानसिक अंसतुलित **(mentally retarded)** उल्टा होने के कारण, दृष्टि हीन, दिमाग हीन, अंगहीन इत्यादि। इन हालात में भगवान की दी हुई प्रतिरोधक शक्ति क्या कर सकती है? इसका दुष्प्रभाव और भी है और वह है जब बच्चा पैदा होने का समय आता है तो वह बच्चा प्रकृतिक विधि से नहीं होगा तो चीर फाड़ की विधि अपनाई जाती है। जिसका बुरा प्रभाव जानने व देखने में आया हैं।

अतः यदि रोग प्रतिरोधक शक्ति को बनाए रखना है और उसमें सुधार लेन के लिये यह अपनाएं:-

1. सदा ही सादा व प्राकृतिक भोजन करें। कभी भी प्राकृतिक स्वाद को न बदलें। जैसे ही प्रकृतिक मां ने दिया है वैसा ही खाएं। अन्यथा गुण व पौष्टिक तत्व विहीन भोजन इस शरीर पर बोझ बन जाएगा और शरीर में विकार पैदा करेगा। जिससे रोगों को आधार मिलेगा।

2. अति ठंडा पानी (शरीर के तापमान, 37 डिगरी सैलसीयस से कम ठंडा) नहीं पीना चाहिए अन्यथा रोगों का कारण बनेगा।

3. कोई भी कार्बोनेटड पानी न पियें।

4. संयम से ब्रह्मचर्य का पालन करें।

5. 60-65 साल की उम्र में 20-30 kg से अधिक भार ना उठाएं, शायटिका होने का डर रहता है।

N.B. मेरे पास एक ऐसा केस आया जिसके छाती में जलन होती थी तथा उसका भार भी अधिक था। पूछने पर पता चला कि उसने हद से ज्यादा कार्बोनेटड ड्रिंक पिया था। कोल्ड ड्रिंक्स पीनेसे आरम्भ में डकार खुल कर और ज्यादा आते थे परन्तु धीरे धीरे बंद होते गए। दो दो बोतल पीने से भी फर्क नहीं पड़ता था। उसने ड्रिंक्स बढ़ाने आरम्भ किये धीरे धीरे ड्रिंक्स का प्रभाव कम होता गया परन्तु छाती में (उपर वाले पेट में) जलन रहने लगी। हर प्रकार के इलाज निष्फल रहे। मैंने उसको सुझाया कि सब कुछ छोड़ कर सलाद व फलों के आसरे रहें। उसने सब कुछ त्याग कर सलाद व फल खाने आरम्भ कर दिये। उसकी जलन भी कम हो गई तथा भार भी कम हो गया ओर कोई अलसर की शिकायत भी नहीं रही।

6. शारीरिक श्रम (या फिर योग) भी अति आवश्यक है जिससे समय के साथ यूरिक एसिड जोड़ों में रुक नहीं सकेगा तथा आयु बढ़ने के साथ-साथ स्वभाविक रोग तंग नहीं करते। इससे रक्त चक्र भी ठीक बना रहता है तथा शरीर के सभी अंग सक्रिय बने रहते हैं। जिससे शरीर में कहीं भी यूरिक एसिड एकत्रित नहीं होगा और कम से कम गठिया रोग पास नहीं आ सकेगा। भोजन की मात्रा आधी कर दें।

उदाहरण:- एक डाक्टर अपने मरीज़ से: जितना भोजन आप करते हैं, उसके आधे से ही आपका पोषण हो जाता है।

मरीज़: बाकी आधे खाने का क्या होता है?

डाक्टरः उस बाकी आधे खाने से हमारा यानि कि हम डाक्टरों का पोषण होता है।

अतः भोजन आधा कर दें तथा निरोग रहें। पेट जब भी खाली-खाली लगे तो पानी पी लो, भर जाएगा, शरीर से विकार निकल जाएँगे तथा शरीर भी निरोग हो जाएगा।

एक और उदारहण:-

गोद वाला मुर्गा

फौजी चतरसिंह बहुत ही मिलनसार व अपने साथिओं के साथ संजीदा रहता

था। एक अच्छा सा मुहूर्त देख कर उसके मातापिता **ने उसकी** शादी एक कुलीन परिवार में कर दी। छुट्टी समाप्त होने पर अपनी यूनिट में उपस्थित हो गया। टेलीफोन पर खबर मिलती रहती तथा बातचीत भी होती रहती तभी पता चला कि उसके घर में एक लाल ने जन्म लिया है नाम भी लाल सिंह रख दिया। जब लाल सिंह नौ महीने का हुआ तो चतरसिंह छुट्टी आया लेकिन छुट्टी 15 दिन की थी। छुट्टी, पता ही नहीं चला कैसे बीत गयी लेकिन इस समय उसने देखा कि उसकी पत्नी बेटे को छाती से लगाए रहती और गोद से नहीं उतारती। जाने से पहले फौजी एक मुर्गा लाया और पत्नी से बोला कि इस मुर्ग को मुझे ही समझना और गोदी से नहीं उतरना। बेटे की चिंता उस भगवान पर छोड़ दे।

उस गांव की लड़की ने, ठीक वैसा ही किया और मुर्ग को गोद से नहीं उतारा। अपने बेटे लाल का देख भाल का समय रात को ही मिलत। माँ का दिल तो करता कि बेटे को उठाए परन्तु तब पति के शब्द मुर्ग को गोदी से उतरने नहीं देते। समय पंख लगा कर उड़ रहा था। चतरसिंह लगभग दो साल के बाद छुट्टी आया तो देखा कि लाल सिंह हृष्टपुष्ट, आंगन में खेलने में मस्त है और मुर्गा गोद में सूख कर मरिअल सा हो गया था। फौजी ने पत्नी से कहा कि मैं लाल सिंह को अब जैसा है ऐसा ही देखना चाहता था लेकिन यदि मुर्गा ना दिया होता तो लाल सिंह का हाल इस मुर्ग जैसा होता।

सारांश: बच्चों की रोग प्रतिरोधक शक्ति बढ़ाने के लिये उन्हें धूल मिट्टी में लोटपोट होने देना चाहिए और खान पान भी प्रकृतिक ही होना चाहिए।

विज्ञापन वाले टॉनिक से बच्चे का बचाव बहुत आवश्यक है अर्थात कोई टॉनिक व गोली इत्यादि नहीं देना चाहिए।

गरीब का बच्चा कच्चे आँगन में आम चूस रहा होता कि आम की गुठली हाथ से छूट कर गिर पडती है, वह बच्चा उसे उठा कर फिर चूसना आरम्भ कर देता है इस क्रिया को बार बार करता है जब तक कि आम का रस समाप्त नहीं हो जाता इस बच्चे को कुछ भी गलत नहीं होता जब कि सम्पन्न परिवार का बच्चा, पक्के फर्श पर बिस्कुट खा रहा होता है, खाते खाते यदि बिस्कुट गिर जाए तो माता पिता उस बिस्कुट को उठा कर कचरे के डिब्बे में डाल देते हैं। फिर भी उनके बच्चे बीमार ही रहते हैं।

एक और उदारहण:-

एक क्षेत्र के बच्चे, प्रकृतिक वातावरण में स्वस्थ्य रहते हैं परन्तु जब कभी काम के लिये दूसरी जगह जाते हैं तो वहाँ के दूषित वातावरण (हवा व पानी दोनों ही ठीक नहीं) में अक्सर अन्य रोंगों से रोगी हो जाते हैं। जबकि दूसरी जगह में जन्में पले-बढ़े बच्चे वहाँ भी स्वस्थ्य रहते हैं। कारण उनके शरीर की रोग परिरोध्क शक्ति।

माँ की बात

दो लड़के आपस में बातें कर रहे थे।

पहलाः यार, बचपन में माँ जो कहती थी,

वह सुनी होती तो यह हालत नहीं होती।

दूसराः क्या कहती थी माँ?

पहलाः गड़बड़ यह हो गई कि सुना ही नहीं था।

टिप्पणीः अक्सर होता भी यही है तथा कहावत भी हैः

बुजुर्गों का कहा और आंवले का खाया बाद में मीठा

लगता है। परन्तु हम सुनते कहाँ हैं?

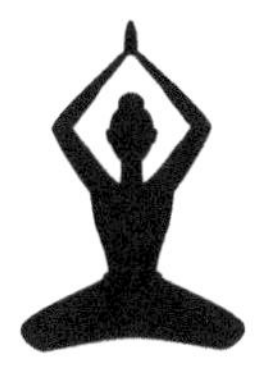

7. शरीर के प्रकार

"नैंनं छिन्दन्ति शस्त्राणि नैंनं दहति पावकः।

न चैनं क्लेदयनत्यपो न शोषयति मारूतः"।। भ.गीता 2/23

अर्थात आत्मा को शस्त्र नहीं काट सकते, इसको आग नहीं जला सकती, इसको जल नहीं गला सकता और वायु भी नहीं सुखा सकती।

मैंने यह आत्मा का उलेख विशेष रूप से इस श्लोक द्वारा किया है,

"धर्मार्थकाममोक्षाणां आरोग्यम् मूलमुत्तमम्"।

अर्थात मनुष्य का जन्म इसी लिए हैः धर्म, अर्थ (पैसा), काम (कामनाएं पूर्ण करना), मोक्ष को प्राप्त (इतने अच्छे कर्म करना कि मृत्यु अमृत तुल्य होने के पश्चात जन्म मरण से छुटकारा अर्थात मोक्ष मिल जाए)। इन सब के लिए इस शरीर का आरोग्य होना भी आवश्यक है। तभी तो **आरोग्यंम मूलमुत्तमम्** क्योंकि निरोग होने का अर्थ है रोग के पश्चात् ठीक होना है, जिससे रोग से जो शरीर में कमजोरी व कमी हो जाती है वह शरीर को कमजोर कर देती है। इससे आवश्यक है कि शरीर आरोग्य बना रहे। अतः यह पुस्तक।

आओ इससे पहले हम इस शरीर के बारे में विचार करें, जिसमें यह आत्मा वास करती है। हमारे ग्रंथों में इस शरीर को तीन शरीरों में बताया गया हैः 1. स्थूल शरीर 2. सूक्ष्म शरीर 3. कारण शरीर

1. **स्थूल शरीरः**- जिसके बारे में पहले पन्ने से अब तक जो वर्णन किया वही स्थूल शरीर है। यही शरीर सुख-दुख भोगता है अर्थात यही शरीर कर्ता है। इसी में कोष होने का दावा किया है, जैसे कि

   1. **अन्नमय कोश**- पांचों तत्वों (पृथ्वी, जल, वायु, अग्नि व आकाश से बना स्थूल शरीर)।

2. **प्राणमय कोशः-** पांचों कर्मेन्दियां (हाथ, पांव, जननेद्रिय, गुदा, जिह्वा जिसे रसना भी कहते है)।

3. **मनोमय कोशः-** पांचों ज्ञानेद्रियां (आंख, नाक, कान, जिह्वा व त्वचा) कि दिव्य शक्तियां।

4. **विज्ञानमय कोशः** बुद्धि

5. **आनन्दमय कोशः-** चित्त जिसमें इस जन्म को तथा जन्मजन्मांतर के संस्कार संचित है।

2. **सूक्ष्म शरीरः-** यह वह शरीर है जो सपने देखता है जो इसी स्थूल शरीर का प्रारूप है। जहाँ के बारे में सोचता है वहां पहुँच जाता है,

चाहे सूरज, आकाश, चांद, पाताल इत्यादि। यदि यह जीत के बारे में सोचता है तो जीत जाता है, इसके विपरित यदि हार के बारे में सोचता है तो हार जाता है। उदाहरणः- कुछ डाक्टरों की टोली ने इक प्रयोग करने की ठानी। एक अधेड़ मनुष्य को पांच करोड़ की गारंटी दे कर कहा कि आप को सांप से कटवाना है। आपको कुछ नहीं होने देगें हम सब डाक्टर हैं। वह मनुष्य मान गया। निश्चित दिन को उसे सांप दिखा दिया तथा सभी उपकरण लगा कर लिटा दिया। इसी कार्यक्रम में उसे एक तेजधार औजार से ऐसे चुभाया कि उस को ऐसा भान हो जैसे सांप ने काटा हो। उसके रक्त को टेस्ट करना आरंभ कर दिया। तो पाया कि उसके रक्त में सांप के जहर का अंश बढ़ रहा है। खतरे के निशान से पहले ही उसे उठा कर बताया कि यह सांप तो मरा हुआ है। आप को इस औजार से चुभाया था, तांकि लगे कि सांप ने काटा है। आप के शरीर को लगे और दिमाग को संदेश जाए कि सचमुच सांप ने काटा है, परन्तु आप तो स्वस्थ हैं। उस डाक्टरों की टोली ने पाया कि उस मनुष्य के रक्त में सांप का जहर जो बन रहा था धीरे धीरे समाप्त होने लगा और कुछ देरी के बाद वह बिल्कुल विष रहित हो कर घर चला गया और हम सब के लिए एक उदाहरण छोड़ गया, मन के हारे हार है, मन के जीते जीत।

आप विचार करें कि योग हमारे शरीर पर क्या तथा कैसे प्रभाव डालता है। क्योंकि ऋषि पंतांजलि ने योग को हम देहधारियों कि लिए अति आवश्यक बताया है। योग से पहले हम कारण शरीर के बारे में जान लें।

3. कारण शरीरः- यह वह शरीर है जिसके कारण हमारे पहले वाले दोनों शरीर इस संसार में होने सम्भव हो सकते हैं। अर्थात **कारण-शरीर** के कारण ही स्थूल शरीर व सूक्ष्म शरीर का अस्तिव है।

जो श्लोक भ.गीता में 2/23 है (ऊपर दिया है अध्याय 7)

वह ही ठीक व उचित इस "कारण शरीर" के लिए बैठता है। स्थूल शरीर तो इस आत्मा रूपी शरीर का वस्त्र मात्र है। इस "कारण शरीर" के वस्त्र बदलते रहतें हैं। अर्थात हमारे शास्त्रों में शब्द मोक्ष बार बार आया है जिसका अर्थ है मृत्यु यदि चोला है तो यह चोला बदलना ही है परन्तु उस सर्वशक्तिमान से प्रार्थना है कि मृत्यु को आनन्दमय/अमृतमय बना कर मोक्ष दें। यानि कि बार बार जन्म लेने के चक्कर से छुटकारा मिल सके।

अब स्थिति यह है कि मृत्यु अमृतमय कैसे बनें? यहां फिर योग आ जाता है। योग ही वह कार्य कर देगा। क्योंकि लम्बी आयु तो रोगी भी भोग लेते हैं जैसे कि अधरंग का रोगी, कोढ़ी रोगी भी जल्दी मरता नहीं, यहां तक कि कई लोग अस्पताल में कौमा में कई कई साल काट देतें हैं। दाद खाज खुजली वाला रोगी दिन रात खुजाता रहता है परन्तु मृत्यु पास नहीं आती।

पुन: योग पर विचार करें, उसमें अष्टांग अर्थात आठ अंग हैं जिस में:-

1. यम
2. नियम
3. आसन
4. प्राणायाम
5. प्रत्याहार
6. धारणा
7. ध्यान
8. समाधि

वैसे तो सभी अंग आवश्यक हैं परन्तु यम नियम के पश्चात, विशेष कर तीन अंग और भी दिये है वे हैं: आसन, प्राणायाम व ध्यान। आसन, साधक के शरीर

में लचक पैदा करते हैं। जिससे वह देर तक प्राणायाम व ध्यान में बैठ सके। अब इन क्रियाओं पर ध्यान करें तो पाएंगें कि आसन हमारे स्थूल शरीर को प्रभाव में लाते हैं जिससे शरीर निरोग बना रहता है। तथा आयु तो बढती ही है साथ में बुढ़ापा पीछे को जाना आरंभ कर देता है। ताकि मनुष्य अधिक देर तक प्राणायाम कर सके, क्योंकि प्राणायाम हमारे सूक्ष्म शरीर को प्रभाव में लाता है। सूक्ष्म शरीर के प्रभाव में आने से मन स्थिर होता है। मानसिक रोग दूर होते हैं। प्रायः देखने में आया है कि मानसिक रोग का ऐलोपैथी में ठीक करने के लिए लंबा समय लगता है और दवाई सदा के लिए खानी पड़ती है उसको न्यूरो केस करार कर देते हैं। निरंतर योग (प्राणायाम) के द्वारा किसी प्रकार का मानसिक रोग नहीं रहता। हमारे पास मानसिक रोगी यह शिकायत लेकर आते हैं कि नींद नहीं आती लेकिन कुछ ही दिनें में आसन व प्राणायाम के द्वारा वो बात करते करते सो जाते हैं। यह है प्राणायाम के प्रभाव के कारण से है।

इस शरीर में, आत्मा, कई जन्मों के संस्कार एकत्रित किये होती है। जब हम ध्यान में जातें हैं और उन संस्कारों को ढूंढना आरंभ करते हैं। जब पिछले संस्कार व इस जन्म के संस्कार आपस में मिलते हैं तो एक नई अनुभूति हमारे आज्ञाचक्र में आनन्दायक शांति के रूप में मिलती है। और अगले संस्कारों का जन्म होता है। तभी तो कहा जाता है एक मस्ती का एहसास होता हैः **"न मिलने की खुशी और ना मिलने को गम"**। एक आनंद बोधक स्थिति।

महर्षि चरक

- महर्षि चरक के प्रश्न का उत्तर, महर्षि वागभट ने यों दिया

^^हितभुक ऋतभुक मितभुक शतपद याणि।

वागशायचि अविजित मूत्रपुरीषसोडरूक सोडरूक।।"

^^जो नेक कमाई से प्राप्त किया हुआ अल्प मात्रा में आहार लेता है जो कि ऋतु के अनुरूप हो, उसके बाद सौ कदम टहलता है व वाईं करवट लेटता है तथा मल मूत्र के वेग को नहीं रोकता, वही निरोग है।

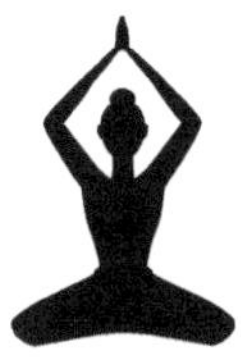

8. स्वस्थ्य शरीर की पहचान

समदोषः समाग्निश्च समधातु मल क्रियः।

प्रसन्नात्मेन्द्रियमनाः स्वस्थ इत्यमिघीयते।।33

अर्थात जिसमें दोष, धातु, मल एंव अग्नि सम हो और जिसकी इन्द्रियां, मन एंव आत्मा प्रसन्न हो, वही स्वस्थ है।

स्वस्थ शीरर के लक्षणः-

1. जीभ साफ होनी चाहिए तथा चमड़ी के रंग की होनी चाहिए। कोई भी सफेद परत नहीं होनी चाहिए।

2. आखों के दोनों कोनों पर गीध (सफेद मल-विकार) न हों।

3. आंखों में पानी न तैरता हो।

4. कानों में खुजली व मैल न हो।

5. सुबह शौच में एक मिन्ट से अधिक समय न लगे (Oneshot); ध्यान रहे कि यह क्रिया स्वभाविक हो किसी दवाई व बल के बिना ही।

6. पेशाब करने में जलन न हो और न ही बाद में किसी प्रकार की जलन।

7. जैसा पेशाब बचपन में आता था ठीक वैसे ही आयु बढ़ने के साथ भी आना चाहिए, पेशाब रूकना भी बीमारी की निशानी है।

8. छपाकी होना भी अस्वस्थ शरीर की निशानी है।

9. चमड़ी पर कोई दाग या दाद न हो। चमड़ी की रंगत व चमक सामान्य हो बाकी के शरीर जैसी।

10. यदि चमड़ी कट जाए जा छिल जाए तो वह स्वयम् (बिना दवाई के) ठीक होनी चाहिए, अन्यथा शरीर में विकार अपना डेरा जमा चुके हैं।

11. बार बार जुकाम न हो यदि एक बार हो जाए तो स्वतः ठीक हो (बिना दवाई के ही)।

12. कानों में किसी प्रकार का न तो दर्द हो और न ही शां शां हो।

13. किसी प्रकार की गैस न उपर से हो और न ही नीचे से निकले। पेट में न तो कुड़-कुड़ और न ही गुड़-गुड़ हो।

14. भूख लगनी ही चाहिए तभी तो खाने का आनन्द आएगा।

15. मुंह का स्वाद सामान्य होना चाहिए तथा भोजन करने पर स्वतः ही रस चलें।

16. गर्मियों में शरीर पर न तो घमोरियां हो और न ही पित्त व पित्ती उछले।

17. शरीर में न अकड़न हो और न ही जकड़न हो।

18. आंखों में 45-50 साल तक ऐनक की आवश्यकता न हो (वैसे तो कभी भी ऐनक की आवश्यकता न हो)।

19. बाल असमय न तो रंग बदलें और न ही अपना स्थान (सिर) छोड़ें।

20. चेहरा साफ, ओजवान व तेज वाला हो। देखने वाला देखता रह जाए व मन ही मन सोचता रह जाए क्या ही चेहरा है।

21. मल दिन में एक बार और वह भी सुगमता से।

22. हाथों में या सिर में कोई कंपन न हो।

23. पेट को दबाने पर पेट दर्द न हो।

24. हाथों के नाखुन दबाने पर लाली चली जाए और छोड़ने पर वापिस आ जाए।

25. नाखुन कटे-फटे न हो, सुंदर हो।

26. मुंह में छाले न हों और न ही कभी भी छालों की दवा लें और न लगायें।

27. चेहरे पर कील मुंहासे, छाइयां इत्यादि न हो। चेहरा ओजवान हो। बिना मेकअप के भी सुंदर लगे।

28. मल-त्याग (पोटी) के बाद गुदा भारी न हो।

29. सिर में सिकरी (Dandruff), फोड़ा, फिंसी व खाज खुजली न हो।

30. खाने के बाद भी पेट भारी न हो।

31. एड़ियाँ साफ़ मुलायम व चमकदार हों।

32. दांत साफ चमकदार व कीड़ा रहित हों।

33. नाक साफ, श्लेश्मा रहित हो, किसी प्रकार की पपड़ी नाक में न हो जो कि श्लेश्मा से बनती है।

34. श्वास लेने व छोड़ने पर आवाज़ नहीं आनी चाहिए यहां तक कि स्वयं को सुनाई न दें।

35. गले में कोई घरघराहट न हो, आवाज़ साफ लोचदार हो।

36. छींक एक आध बार ठीक है, परन्तु बार बार छींक आना अस्वस्थ शरीर की निशानी है।

37. मुंह से बदबू तो नहीं आती।

38. बुखार बात-बात पर नहीं होना चाहिए।

39. सिर दर्द बिल्कुल नहीं होना चाहिए।

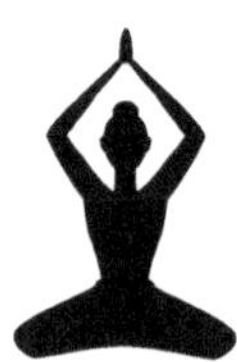

9. मानसिक स्वस्थय

कहावत है कि, **"Healthy mind in a healthy body"**| अर्थात "जिस मनुष्य का स्वास्थ बिगड़ता है, उसका मन भी बिगड़ जाता है" मन में कई कई उलझनें उठती हैं कि यह ठीक नहीं, वह ठीक नहीं। असंयम, असत्य, आभिमान, दभ्भ, क्रोध, हिंसा, ईर्षा और कपट छल व दुर्गुण बिगड़े स्वभाव के लक्षण है। दुःस्वभाव वाला व्यक्ति इन्द्रियों का तेज़ और शक्ति खो बैठता है। शरीर स्वतः ही रोगी हो जाता है। आओ विचार करें कि कौन सा रोग किस दोष के कारण है।

1. **असंयमः-** जीभ को रसना भी कहते हैं। वह जैसे स्वाद में रस लेने लगती है तथा जैसा मिले खाने को आतुर तथा जितना भी मिले सब अंदर। परिणाम स्वरूप पेट में अधिक अयोग्य भोजन चला जाता है। और वह पेट या आंतड़ियों में रोग उत्पन्न करता है। इसी प्रकार रसना (जीभ) के असंयमी होने पर मस्तिष्क के ज्ञान तंतुओं को हानि पहुंचाती है और कुछ समय बाद जीभ कैंसर या लकवा होने की स्थिति में पहुंच जाती है। जन्म से उत्पन्न गूंगे व बघिर बालक बाणी दुरूपयोग का दण्ड इस नए जन्म में पाते हैं। इसी से हमें सीखना चाहिए। इसी प्रकार शरीर की समस्त इन्द्रियां भी असंयमी व्यवहार से ही अनेक प्रकार के रोग उत्पन्न करती हैं।

2. **असत्य:-** असत्य बोलने वाले व्यक्ति की जीवन शक्ति नष्ट हो जाती है। वह इस तनाव में रहता है कि उसने किसीसे किसी समय झूठ बोला था। यह विचार उसे हर समय कचोटता रहता है। भविष्य में चाहे तो कितना सत्यवादी बनने की चेष्टा करें परन्तु जीवन शक्ति का आधार तो तेज़ है और वह तेज़ असत्य से नष्ट हो जाता है। अतः असत्य बोलने वाला व्यक्ति तेज़हीन हो जाता है। साथ ही असत्य वाणी बोलने से हृदय व मस्तिष्क के ज्ञान तंतुओं की हानि भी होती है। अतः कुछ समय

पश्चात् व्यक्ति, हृदय रोग, पागलपन, मिर्गी, लकवा आदि रोगों का शिकार हो जाता है।

3. **अभिमानः-** किसी ने ठीक ही कहा है, "कि पाप मूलं अभिमान" यह अभिमान ही दुर्गणों का राजा है और सब रोगों व दोषों को आकर्षित करता है। अभिमानी व्यक्ति अनेक रोगों - वात पित्त कफ आदि रोगों से ग्रसित रहता है। अभिमान के कारण उसके दिल की धड़कन तेज़ रहती है और सांस भी तेज़ रहने के कारण क्षीण आयु स्वभाविक है। अतः मानसिक रोग से बेचैनी।

4. **ईष्र्याः-** ईष्र्या करने वाले का पित्त बढ़ जाता है। जिससे तेज़ का नाश हो जाता है। तथा बुद्धि व हृदय, पित्त के तेजाब में जल जाते हैं। इसलिए वह कहीं भी प्रगति नहीं कर पाता। बुझा-बुझा सा चेहरा, बेचैन मन, खोया-खोया स्वयं। मानसिक रोग का रोगी दुनिया से विरक्त तथा औरों से जलता हुआ। वैसे भी कई स्थानों पर लिखा होता है, "ईष्र्या न करो परन्तु रीस करो।

5. **कामः-** काम में प्रत्येक जीव अंधा हो जाता है। मन काम में ही समाया रहता है। गोस्वामी तुलसीदास की उदाहरण को तो जग जानता है। अतः काम की दासता छोड़ निश्चिंतता से इस जगत में जीना सीखो। काम के कारण चेहरा निस्तेज हो जाता है। कामी व्यक्ति अच्छा बुरा का ज्ञान खो देता हैं। कामी व्यक्ति मानसिक रूप से बीमार रहता है। बचपन में कई कहानियां पढ़ी है कि अमुक राजा कामी व विलासी था। उसका राज पाठ छिन गया इत्यादि। जब व्यक्ति को होश और आता है तो उसका मनोबल गिर चुका होता है तथा अपने आपको उत्साहहीन समझने लगता है। जंगलों में, जानवरों को भी देखा है कि वे कामी होने पर मरने मारने पर उतारु होकर सुध बुध खो बैठते हैं। परन्तु हम तो इन्सान हैं। हम संयम में रहें तो स्वस्थ रहेंगे।

आज के दिन कोई न कोई घटना रेप की सुनने, पढ़ने व देखने को मिलती रहती है। कामी व्यक्ति इसी मानसिक रोग के शिकार होतें हैं। उनका अपना जीवन तो बर्बाद होता ही है साथ ही साथ परिवार व समाज को भी कलंकित करते हैं।

6. क्रोधः- काम के बाद ज्यादा हानिकारक क्रोध है। जब क्रोध आए तो अपना चेहरा शीशे में देखो, अपने आप को पहचान नहीं पाओगे। क्रोधी व्यक्ति दूसरों की हानि कर सकेगा या नहीं परन्तु अपनी हानि तो अवश्य ही हो जाती है। क्रोधी मनुष्य क्रोध में अपने बहुमूल्य ओज को और शक्ति का दुरोपयोग करता है। इस प्रकार बहुमूल्य ओज नष्ट हो जाता है। परिणाम स्वरूप साँस व दिल की घडकन भी तेज़, जीवन शक्ति नष्ट होती जाती है। क्रोध में आने से सारा शरीर कांपना आरंभ कर देता है। आंखों के आगे अंधेरा छा जाता है। मस्तिष्क सोचना बंद कर देता है। चेहरा व आंखें लाल हो जाती हैं। चेहरा विकृत हो जाता है, धीरे धीरे बुद्धि भी क्षीण होती जाती है। लोग कहते हैं कि इसको ठंडा जल दो तांकि यह व्यक्ति शांत हो सके। जिसको एक बार क्रोध आ गया उसे बार बार क्रोध आता रहता है, अतः स्वभाविक तौर पर एक मानसिक रोगी हो जाता है। ऐसे व्यक्ति से लोग अक्सर कन्नी काटते हैं अर्थात दूर रहते हैं।

उदारहण 1:- मानसिक स्वास्थ्य

शत्रपति शिवाजी अपनी फौज में, आफिसर की उन्नति के लिये, आफिसरों द्वारा सुझाए गये सिपाहियों को खाने पर बुलाते। हरेक से हाथ मिलाकर बातचीत करके उसको कुर्सी पर बैठाते साथ ही कुर्सी के पीछे सिर के उपर एक खूंटे को दिखाते हुए कहते "कि उठते समय इस का ध्यान अवश्य रखना"। सिपाही भी जोश में कहते:-

"जी जनाब" कह कर शांती पूर्वक बैठ जाते। खाना खाते समय सब इधर उधर की गप्पें हांक रहे होते। जब खाना लगभग समाप्त होने को होता तो शिवजी एक दम उठ खड़े होते। देखा देखी में सभी सिपाही भी उठ खड़े होते। उनका और कोई भी साक्षात्कार नहीं होता सिर्फ और सिर्फ सिर की मेडिकल जाँच होती और जिस के सिर पर खूंटे की चोट होती उसे वापिस पलटन में भेज दिया जाता।

सारांश:- इस से यह सिद्ध होता कि उन सिपाहियों की मानसिक स्वास्थ्य ठीक नहीं है और न ही आफिसर बनने योग्य।

उदारहण 2:- क्रोध

जैन मुनि एक कथा सुनाते हैं: दो पड़ोसियों में बात बात पर झगड़ा हो जाता था।

दोनों ही अधीर थे। एक दिन एक पड़ोसी ने अत्यधिक क्रोध में आकर दूसरे के घर पर एक जलती हुई मशाल फैंक दी और भाग निकला। पड़ोसी का घर जलने लगा। उस ने मशाल फैंकने वाले पड़ोसी को भागते हुए देख लिया। इधर उसका घर जल रहा था उधर जलाने वाला भाग रहा था। गुस्से में वह घर जलाने वाले पड़ोसी के पीछे भागा। दोनों दूर तक निकल गए। इधर अग्नि इतनी विकराल हुई कि दोनों के घर जल कर राख हो गए। दोनों जब लौटे तो अपने अपने अपने घर को राख का ढेर देख कर सिर पर हाथ रख कर बैठ गए।

सारांश

1. उन्हें तब समझ आया कि मकान की अग्नि शांत हो सकती थी यदि हम अपने भीतर की क्रोधाग्नि को शांत कर लेते। क्रोध की अग्नि को त्याग तथा धैर्य का जल शांत कर सकता है।

2. जिस प्रकार खौलते हुए पानी में अपना प्रतिबिम्ब दिखाई नहीं दे सकता उसी प्रकार क्रोधी मनुष्य भी समझ नहीं सकता कि उसकी भलाई किसमें है।

3. इस क्रोध का आधार तो मानसिक स्वास्थ्य ही है।

7. **हिंसाः-** हिंसा: काम, क्रोध, लोभ और मोह से उत्पन्न होती है। हिंसात्मक व्यक्ति का रक्त हमेशा खौलता रहता है और शरीर का तापमान भी बढ़ जाता है। अतः हृदय रोग पनपना आरंभ हो जाता है। हमारे शास्त्रों में यह कहावत है, "अहिंसा परमो धर्मः"। अष्टांग योग में भी पहला अंग. **यम है,** जिसमें भी पहला अंग **अहिंसा** है। यदि हिंसा जीवन का एक अंग बन जाए तो वह मनुष्य कई व्याधियों का शिकार हो जाता है। वृति उसकी राक्षसी हो जाती है। वह इन बीमारियों से उलझता हुआ हिंसा में लिप्त रहता है व उसी में खुश रहता है। ऐसा ही एक हिंसक राजा के साथ हुआ,

लेकिन जब अपने आप पर विपत्ति पड़ी तो भीरू वह बन जाता है। बचपन में एक कहानी पढ़ी थी, **"Sea Pirate"** समुद्री लुटेरा, जो समुद्री जहाजों में, लूट के लिये, अति हिंसक था परन्तु जब उसका अपना समुद्री जहाज अंदरूनी चट्टान से टकरा कर डूबने लगता है तो पछतावे में, वह अपने ही सिर के बाल ही उखाड़ लेता है। हुआ न वह मानसिक रोगी?

8. **छल-कपट:-** छल-कपट का निष्कर्ष निकलता है - हिंसा। किन्तु कर्ता की हिंसा की युक्ति कपटमय होने से लगता नहीं कि ऐसा वैसा कुछ हुआ है। जैसे थोड़ा सा विष इतना घातक नहीं होता है लेकिन यदि ऐसा हो भी जाए तो ऐसा होने का विश्वास ही नहीं होता। परन्तु करने वाला तो कर गया। लेकिन वह छल-कपट के मानसिक रोग से अछूता नहीं रह सकता। उसके अन्तरमन में यह द्वंद फिल्म तो चलती रहेगी कि उसने किस विधि से दूसरों को बेवकूफ बनाया। यही वह रोग है। एक के बाद दूसरा, दूसरे के बाद तीसरा इसी प्रकार अगला और अगला। अतः रोग बढ़ता गया ज्यों ज्यों दवा की। लेकिन यहां तो दवा नहीं परन्तु चेष्ठा होती रही अंत में न्यूरो का केस बन ही जाता है।

9. **अंहकार:-** यह स्थिति ऊपर 8 व्याधीओं का राजा है। इस पर दोहा भी है:- "कनक कनक ते सौ गुणा मादकता अधिकाय इह खाय बौरात है उह पाये बौरात" अर्थात सोने का नशा (अंहकार) गेहूं से ज्यादा होता है, क्योंकि गेहूं का नशा खाने (अर्थात गेहूं की शराब बना कर पीने) से होता है, परन्तु सोने का नशा पहनने भर से हो जाता है। अतः गहनों से लदी स्त्री अंहकार में अंधी नज़र आती है और उसको कुछ भी नज़र नहीं आता। अतः यह अंहकार उसको पागल बना देता है। अंहकार से वैर, वैर से विरोध, और विरोध से झगड़ा आदि:-

मानसिक रोग उदाहरण:-

दो स्त्रियां आपस में झगड़ रही थीं। झगड़ा बढ़ता गया और क्या क्या बोलना आरम्भ हो गया। एक ने कहा कि तुझे काला कौआ काटे तो दूसरी का जवाब था तुझे काली बिल्ली काटे, पहली ने कहा कि तुझे काला कुत्ता काटे तो दूसरी ने कहा तुझे काला सांप काट ले। असल में पहली औरत सांप के नाम से डरती थी। वह सांप के नाम से डर रही

थी उसके होंठ कांपने लगे, उसका छः माह का बेटा अचानक रोने लग पड़ा। उसने बेटे को उठा कर छाती का दूध पिलाना आरम्भ कर दिया। गुस्से के कारण उसकी जुबां थरथरा रही थी। बच्चा दूध पी कर सो गया परन्तु फिर नहीं उठा अर्थात मरा पाया गया। डाक्टरों के पोस्टमार्टम में पता चला कि उसकी मृत्यु सांप के जहर से हुई है। तथा गहन खोज से पता चला कि जहर मां के दूध में था।

निष्कर्ष: उस समय यदि मां शांत मन से बच्चे को दूध पिलाती तो यह दुर्घटना न होती। टेलीविज़न पर आए दिन अध्यातमिक गुरू हमें निर्देश देते रहते हैं कि शांति शांति........। क्रोध में आए व्यक्ति को कोई पानी देता है कि पी लो तथा शांत हो जाओ। खाना खाते समय भी हमें शांत रहना चाहिए, यहां तक कि टी.वी. भी बंद होना चाहिए, बातें नहीं करने की सलाह देते हैं। हरेक धार्मिक अनुष्ठान के अंत में शांति पाठ का प्रावधान होता है।

ध्यान का गहराई से अध्ययन हम योग के अध्याय में करेगें। वहां हमें ज्ञान मिलेगा कि ध्यान किस प्रकार से लगाया जाए ताकि उसका पूर्ण लाभ हमें मिल सके और हम इस मानसिक रोग से मुक्ति पा कर सुखी जीवन बिना रोग से जी सकें।

Concept

Concept

Thought Concept: Do or Die

Practical Concept: Do before you die

Winner Concept: Do not die until done

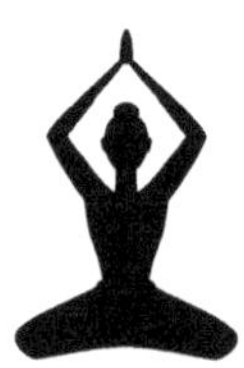

10. स्वस्थ्य जीवन के लिए

1. सुबह ब्रहमबेला में (3 और 4 बजे के बीच) उठें। अपनी हथेलियों को देखें, क्योंकिः-

"कराग्रे बसतिः लक्ष्मी करमध्ये सरस्वती।

कर मूलेतु गोविंदः प्रभाते कर दर्शनम्।।"

अर्थात हाथ के अग्रभाव में लक्ष्मी का निवास होता है। मध्य भाग में विद्या दाती सरस्वती और मूल भाग में भगवान विष्णु का वास होता है। अतः प्रभात काल में इनका दर्शन करो। इस श्लोक में धन की देवी लक्ष्मी, विद्या की देवी सरस्वती और आपार शक्ति के दाता, सृष्टि के पालनहार भगवान विष्णु की स्तुति की गई है ताकि जीवन में धन, विद्या और भगवान् कृष्ण की प्राप्ति हो।

तत्पशात एक लौटा (तांवे का) में रखा हुआ पानी **(copper water)** बिना कुल्ला किये पियें। क्योंकि रात भर मुंह का थूक क्षारीय हो जाता है। यदि यह थूक आँखों में डाल लें तो दृष्टि भी बनी रहती है और कम नहीं होती है और

बिना कुल्ला, पानी जो कि क्षारीय है, के पीने से शरीर क्षारीय बना रहता है और क्षारीय शरीर अनेक बीमारियों से दूर रहता है। मल का निष्कासन भी आसानी से हो जाता है (No constipation)।

2. तत्पश्चात टायलट जाएं, पेट साफ करें। कहावत भी है, "पेट नहीं भारी, सारा दिन सुखकारी"।

3. शरीर पर सरसों के तेल की मालिश करें, कोई भी चर्म रोग नहीं होगा।

4. नहाने से पहले ठंडा पानी नाभि पर डालें, तब तक डालते रहें जब तक कि पेशाब नहीं आता। वही ठंडा पानी पैरों पर, घुटनों पर तथा सिर पर डालें।

5. तत्पश्चात ठंडे पानी से अच्छी तरह नहाएं।

6. नहाने के पश्चात शरीर को हाथों से मल मल कर सुखा दें, या सूखे सूती तौलिये से रगड़ रगड़ कर सुखा लें। तत्पश्चात योग, अथवा सैर करें। इसमें एक घंटा अवश्य व्यस्त रहें।

7. थकान हो तो 5 मिनट का शव आसन अवश्य करें जैसा कि योग वाले भाग में दिया है।

8. पवित्र कमाई का अन्न ग्रहण करें। भोजन भी सात्विक होना चाहिए।

9. पाथेय, परहेज़, संयम, युक्ताहार-विहार का अधिक ध्यान रखें।

10. अहिंसा का पालन करें।

11. वाणी सच्चाई के अतिरिक्त कुछ न बोले।

12. ब्रहमचर्य का पालन अवश्य करें।

13. अपरिग्रह का पालन करें अर्थात जरूरत से अधिक धन इकट्ठा न करें।

14. जो प्रभु ने दिया है उसमें संतोष करना सीख लें।

15. तप अथवा योग, सैर और शरीर स्वस्थ रखने की विधि में ढील न आने दें अर्थात उसमें भी तपें।

16. धार्मिक पुस्तकों का स्वध्याय अथवा अपने आप का स्वध्याय, प्रत्येक दिन करें।

17. किसी भी हालत में, यथा सम्भव उधार न लें। खर्च करने की आदत बिगड़ जाएगी।

18. कष्ट सह कर भी आमदनी से खर्च कम करें। कुछ न कुछ कल के लिए अर्थात बुढ़ापे के लिये बचाएं।

19. अपने से छोटों से दुर्व्यवहार न करें। दुख में उनकी सेवा सहायता जरूर करें।

20. अपरिचित लोगों से दवा दारू कभी न लें। और न ही उन की ओर दोस्ती का हाथ बढ़ाएं।

21. जहां भी रहो किसी वयोवृद्ध तथा अनुभवी लोगों को अपना हितैषी बना लें। विपत्ति के समय उनकी सलाह विपत्ति में साथ देगी।

22. किसी से वाद-विवाद या तर्क न करें। अपने आप को उत्तम सिद्ध करने की चेष्टा न करें। अपने आप को हमेशा विद्यार्थी ही समझना। सीखने की धुन अपना लो।

23. मीठा बोलो, ताना न मारो। कड़वी जुबान को बंद रखो।

24. निंदा चुगली न करो और न ही सुनो। यदि सुनाई दे तो ध्यान न दो।

25. नम्र और विनम्रशील रहो। झूठी चापलूसी न करो। मान दो, पर मान न चाहो।

26. दोहा है, **"निंदक नियरे राखिये, आंगन कुटि छिवाए,**

   बिन साबुन पानी बिन, निर्मल करे स्वभाव"

   अतः कोई निंदा भी करता है, अर्थात आपकी त्रुटि बताता तो अपनी कमी को सुधारने की चेष्टा अवश्य करें।

27. प्रत्यक्ष लाभ दिखने पर भी अनुचित लोभ न करें। अपनी ईमानदारी हर

   हालात में बचाए रखें। दूसरों का हक कभी भी, किसी हालात में भी

   स्वीकार न करें। ईमान न बिगड़े चाहे कुछ भी हो जाए।

28. अपने आचरण व चरित्र को हमेशा पवित्र बनाए रखने की चेष्टा करनी चाहिए।

29. पराई स्त्री को मातृ शक्ति से कम न आंके। स्त्री चिंतन भी मन से

निकाल दो। पचास की उमर के बाद गृहस्थी सोच छोड़ कर दूसरा ब्रह्मचर्य (वनप्रस्थ आश्रम) जीवन समझ कर व्यतीत करो।

30. सदा, अशुभ भावनाओं को अपने से दूर रखो। उन्हें अपने आप को घेरने का अवसर न दें।

31. जहां तक हो सके क्रोध को पास न आने दो। यदि ऐसा कुछ हो जाए तो ध्यान दूसरी ओर अच्छे विचारों व घटनाओं की ओर ले जाएं अन्यथा आयने में अपना चेहरा देखें।

32. विपत्ति में धैर्य और सत्य को न छोड़ें। दूसरों पर दोष न दें।

33. जहां तक हो सके योग-आसन, प्राणायाम, प्रत्याहार और ध्यान को जीवन में उतारें। ऊपर के दिये अच्छे विचार स्वतः ही ग्रहण हो जाएगें और कुविचार स्वतः ही दूर रहेगें। शरीर भी स्वस्थ रहेगा, मन भी निर्मल हो जाएगा।

34. दवाओं का सेवन, जहां तक हो सके न करें। व्यसन किसी प्रकार का भी हो न करें। कामनाओं की पूर्ती की अपेक्षा कामनाओं को जीतने का लक्ष्य बना लें।

35. यदि योग से, और बिना दवा के, आपका कोई रोग ठीक हो जाए तो कृप्या योग छोड़कर कम्फर्ट (Comfort) जोन में वापिस न जाएं, क्योंकि गया हुआ रोग वापिस अवश्य अधिक वेग से हमला कर सकता है।

36. यदि रात को नींद न आए या फिर कम नींद आए पांव पर सरसों के तेल से मालिश करके सोएं, हो सके तो शव आसन का सहारा लें।

37. पोटी व पेशाब के वेग न रोकें। अन्यथा नया रोग हो जाएगा।

38. "दिनान्ते पिवेत् दुग्धं निशान्तेच जलं पिबेत्

भोजनान्ते पिबेत् तक्रं वैद्यस्य किं प्रयोजनम्"

अर्थात दिन के अंत में अर्थात रात को दूध पीना चाहिए और रात के अंत में यानि कि सुबह उठते ही पानी तथा भोजन के अंत में मठा पियें तो वैध का प्रयोजन (जरूरत)क्या?

39. संतुलित व सात्विक आहार ही होना चाहिए, जिसका असर सभी अंगों पर पड़ता है। मांसाहार भोजन हमारे लिए नहीं बना है। जानवर के कटने से पहले, भय से, जानवर के अंदर ज़हर तैयार हो जाता है तथा उसके मांस में वही प्रचुर मात्रा में होता है और उसको खाने वाले के तन व मन पर प्रभाव करता है। यदि भोजन शाकाहार हो तो भी, भोजन बनाने वाले के भावों (शांत, अशांत व क्रोध) का असर भोजन ग्रहण करने वाले के तन व मन पर भी प्रभाव डालता है। भोजन करते समय भी मन शांत होना चाहिए। अशांत मन भोजन नहीं पचा सकता, मधुमेह से ग्रसित होना स्वाभाविक है। मधुमेह भी भोजन नहीं पचने का कारण ही होता है। यदि जीवन सक्रिय होगा तो भोजन पचेगा ही और भूख भी लगेगी तथा मधुमेह पास नहीं आ सकता।

40. तनाव मुक्त जीवन होना चाहिए। वर्तमान समय में सबसे अधिक बीमारी मानसिक तनाव के कारण है। मानसिक तनाव से भोजन नहीं पचता तो सबसे पहले मधुमेह का रोग होता है, अनिद्रा भी अछूती नहीं। मानसिक रोग का आधार ही सेहत व मानसिक तनाव है। इससे उत्तम होगा कि योग में ध्यान की क्रिया का पालन प्रत्येक दिन किया जाए।

41. सकारात्मक विचारः- अपने जीवन में सकारात्मक विचारों को महत्व दें। सकारात्मक विचार सकारात्मक ऊर्जा ही पैदा करेंगें।

42. उम्र भर विद्यार्थी बनें रहें, नवीनता उत्साह भर देगी।

43. शांति को अमूल्य उपहार मानकर व मात्री शक्ति अपना मंगल सूत्र समझ कर कभी भी अपने से अलग न होनें दें। आप के श्वासों की गिनती प्रति मिन्ट भी कम होगी, अच्छे स्वस्थ्य के साथ आयु भी लम्बी होगी।

44. प्राकृति माँ या ईश्वर के अस्तित्व पर अटूट विश्वास रखें।

45. कुछ ना कुछ नवीनता अपनी दिनचर्या में लाएं जिस से उत्साह बना रहेगा और यही नवीनता आपकी ज़िन्दगी में नवीनता ले आयेगी।

46. पेशाब करते हुए या बाद में जलन नहीं होनी चाहिए, अन्यथा पानी बढ़ा दें।

गोल पथ्थर

किसी ने पथ्थर से पूछा कि तुम गोल क्यों हो?

पथ्थर: मैं ठोकरें खा खा कर लुढ़कता रहा, तीखे किनारे टूटते रहे अत: मैं गोल हो गया। अत: संघर्ष मनुष्य को सुन्दर व स्वस्थ्य बनाता है

स्त्री और पुरुष के आयु में अंतर?

मातृ-शक्ति की आयु पुरुष की आयु से अधिक होती है और उनको रोग भी कम लगते हैं। अस्पताल में स्त्री पुरुष को सहारा देकर डॉक्टर के पास लेजाते देखी जाती है अन्य कई जगह पर स्त्री पुरुष को सहारा देती जाती है। स्त्री शादी से पहले सोमवार का व्रत भी रखती है। एक दो नहीं 16 सोमवार का व्रत ताकि अच्छा वर मिले। शादी के बाद करवा चौथ का व्रत, ए कादशी का व्रत, शठ का व्रत, नवरात्रों का व्रत इत्यादि, इन सभी व्रतों में पति की लम्बी आयु की कामना ही करती रहती हैं। परन्तु ऐसा होता नहीं क्योकि जब पत्नी ने व्रत रखा है तो पति महोदय कहीं सामिष (नोन-वेज) पार्टी उड़ा रहे होते हैं और शराब का दौर भी साथ साथ चलता है। पत्नी स्वस्थ्य होती जाती है और पति अपने लीवर या किडनी खराब कर लेता है. कितनी बार पत्नी अपनी एक किडनी पति को देती देखी गयी है। आप अपने चारों ओर दृष्टि घुमा कर देखें तो पाएंगे कि कितने परिवारों से पुरुष लोग स्वर्ग सिधार गए हैं जबकि औरतें जिंदा हैं बिना माथे के सिंधूर से। इसमें फर्क है भोजन, व्रत व सक्रिय जीवन शैली का। घर का काम औरतें अधिक करती हैं, जब कपड़े सूखने डाले ही हैं तो बारिश आ गयी तो उन को उठाओ और धूप निकल आई तो फिर से धूप में डालो। श्री मान जी जब घर आए तो टांग पर टांग चढ़ा कर बैठे हुक्म करते हैं उस के लिये, पानी चाए बिस्कुट्स व कुछ नमकीन खाने के लिये, लाते लाते पत्नी के सात चक्कर लगते हैं और भी अनेकों काम होते हैं। श्री मान जी यदि बीमार हो जाएं तो शामत स्त्री की, इस के विपरीत यदि स्त्री बीमार हो जाए तो श्रीमान जी लम्बी तान कर सोते हैं। उनको पत्नी की चिंता नहीं परन्तु पत्नी संघर्षमय जीवन से जूझते जूझते (व सक्रिय जीवन से) लम्बी आयु पा लेती है, इसीलिए स्त्री की आयु लम्बी होती है। पुरुष यदि एक बार रक्त दान करे तो समझता है उस को कमजोरी हो गयी और आयु कम भी हो गयी परन्तु स्त्री प्रत्येक माह पीरियड्स के कारण रक्त बहाती है इस से उसके रक्त की सफाई होती रहती है, साथ ही साथ घर का सारा काम भी करती रहती है फिर भी लम्बी आयु का वरदान।

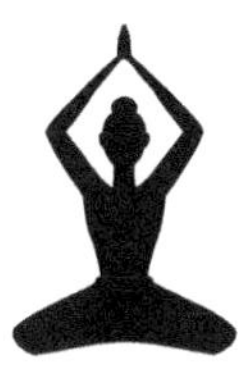

11. भोजन

युक्ताहार विहारस्य युक्तचेष्टस्य कर्मसु। भ.गी 6/17"

"युक्तस्वप्रावबोधस्य योगो भवति दुःखहा।। भ.गी 6/17"

अर्थात दुःखों का नाश करने वाला योग तो यथायोग्य, आहार विहार करने वालों का, कर्मों में यथायोग्य चेष्टा करने वालों का और यथायोग्य सोने तथा जागने वालों का ही सिद्ध होता है।

जिसमें खान पान की वस्तुओं का नाम आहार है और चलने फिरने की क्रिया का नाम विहार है। आहार से व्यक्ति के शरीर का निर्माण होता है। आहार का शरीर पर ही नहीं मन पर भी पूरा प्रभाव पड़ता है। अर्थात जैसा अन्न, वैसा मन। भोजन के बारे में पहले भी कई जगह इंगित किया है। यह भी बताया हैः **"You are, what you eat and the way you live".** पांडव महाभारत में 12 साल बनवास में जंगलों में रहे और उन्होनें वहां कंद-मूल ही खाए और यदि वहाँ कन्द मूल की ऋतु समाप्त हो जाए तो वे स्थान बदल कर वहाँ चले जाते थे जहाँ कन्द मूल का मौसम हो अतः आहार विहार। प्रकृतिक भोजन खा कर वे स्वस्थ व हृष्ट पुष्ट रहे, उनके पास जमा (store) करने का कोई साधन नहीं था। अंत में महाभारत की लड़ाई लड़ी वह भी जीत गए। उनके पास वहां जंगलों में न कोई डाक्टर था और वैद्य भी नहीं था और ना ही मेडिकल store था। इस का अर्थ है कि हमारी **जीवन शैली जितनी प्रकृतिक होगी उतना हम स्वस्थ्य रहेंगे** और रोग भी पास नहीं फटक सकता।

पहले भी बताया गया है कि जब से आग की खोज हुई, तब से मनुष्य की आयु कम होनी आरंभ हो गई और इस में आ गया नमक जिससे आयु कम होने के गति तेज़ हो गयी। निष्कर्ष यह है कि जो

भोजन (कन्द मूल) हमारे वातावरण में तैयार होता है यानि कि फल व सब्जियां इत्यादि, जिनको वही जल वायु व तापमान मिलता है जो कि हमें मिल रहा है वही भोजन हमारे लिए स्वास्थ दायक है।

अब सोच जाती है इन हालातों में क्या खाएं? सब्जियों में जहर के टीके लगे हैं और फलों पर जहर का छड़काव है। लोग, जो सेहत के बारे में सचेत हैं, उन्होंने फल व सब्जियां छील कर खाने व बनाने आरंभ कर दिये हैं।

यदि इनको खाने से पहले 15 से 20 मिनट पानी में डुबो कर रखा जाए

तो काफी मात्रा में जहर पानी में उतर जाता है। जो टीका लगा जहर सब्जियों में शेष रह जाता है, उससे बचाव के लिए भगवान् में अंत्रपूछ (Appendix) लगाकर रखा है (जो कि छोटी आंत व बड़ी आंत के जोड़ पर होता है)। मैं इन जहर वाली सब्जियों व फलों के बारे में सीमित नहीं हूं। हमारे अन्य भोजनों में यदि कोई जहर की मात्रा आ भी जाए तो भी Appendix उसको संभाल लेता है। समय के साथ साथ यही Appendix बड़ी आंत में खाली होता रहता है।

सावधानः जिन को कोष्ठबद्धता (कब्ज़) जटिल रूप से है उनकी Appendix भी संक्रमित हो जाती है जो तीव्र दर्द से पहचान कराती है और जान बचाने के लिये आप्रेशन द्वारा Appendix को निकाल दिया जाता है। जटिल कब्ज़ से तीव्र रोग, तीव्र रोग से जन्म होता है बवासीर जीर्ण रोग जो कि कब्ज़ का अगला रूप है और उसका उससे अगला रूप है भगंदर मारक रोग। आये दिन T.V. पर विज्ञापन देखते ही रहते हैं कि कब्ज़ व उसका उपाय।

अब **Appendix** के बारे में विचार किया जाए कि आप्रेशन के बाद रोगी का क्या हाल होता है या होगा? No Comments please. Appendix निकालने वाले ही कमेंट कर सकते हैं। "इलाज़ से परहेज़ अच्छा हे"

कब्ज़ से बचाव के लिये हमारे भोजन में क्या होना चाहिए तथा कैसा होना चाहिएः-

1. रेशा/छिलकाः- छिलके सहित फल व भोज्य पदार्थ खाना लाभदायक हैं। छिलका हटा कर खाने से पौष्टिक तत्व नष्ट हो जाते हैं। छिलकों

में पौष्टिक तत्व होते हैं, रेशे व तंतु होते हैं। इससे पेट साफ होता है। मनुष्य के सिवाए और कोई भी जीव छिलके नहीं उतारते। क्या मनुष्य सब जीवों में सबसे समझदार है? क्या इसी लिए वह रोगी व दुखी है?

2. **पत्तेदार सब्जियां:-** पत्तेदार सब्जियों के गुणों के बारे में अधिकतर लोग नहीं जानते, (काफी सारे तो कहते है कि यह घासफूस जानवरों के लिए है)। हरी पत्तेदार सब्जियां वहुत कम लोग खाते हैं। पत्तेदार सब्जियां जैसे पालक, मेथी, बथुआ, चौलाई, साग, सहिजन के पत्ते, पत्ता गोभी आदि विटामिन व खनिजों के भंडार हैं। हरी पत्तेदार सब्जियों में रेशा अधिक होता है और रेशेदार भोज्य पदार्थ स्वास्थ के लिए भी लाभदायक हैं। लोहा और चूना हमारे शरीर के लिए लाभदायक है और ये उन सब्जियों में ज्यादा मात्रा में पाए जाते हैं।

रेशा देखना हो तो सूखी हुई राम-तोरी (तुरई) को देखें। उसमें रेशे के जाले/ गुच्छे देखे जा सकते हैं जो कि अक्सर गाँव के लोग, बर्तन साफ़ करने के लिये उपयोग करते हैं। यह रेशा हमारे शरीर के अवांच्छित तत्वों को बाहर निकालता है। जिससे आंतों की दीवारों की सफाई हो जाती है। इस सफाई से आंतों में संजीदगी आ जाती है। जिससे उनके सकुड़ने व फैलने की क्रिया उचित होने लगती है। अतः छोटी आंत व बड़ी आंत भोजन व फोक को स्वत् ही आगे बढ़ाने लगते हैं।

नोटः- जिस भी घर में चले जाएं, माएं (Mothers) अक्सर शिकायत करती हैं कि उनके बच्चे सब्जी व फल पसन्द नहीं करते। क्या करें? लेकिन उनको जंक फूड जितना चाहे दे दो। कसूर कहां है? हम इस प्रकार के भोजन को खा कर कहाँ से कहां जा रहे हैं? बाद में रोने धोने से कुछ नहीं होने वाला।

क्या खाएः-

1. **सलादः-** हरी सब्जियां - खीरा, टमाटर, शिमला मिर्च, बन्दगोभी, मूली वह भी पत्तों सहित, शलगम, और जो भी सब्जी मौसम अनुसार मिले, सब को काट कर प्लेट बना लें। हल्का सा प्याज, हल्का सा निम्बू व हल्का सा नमक मिला लें ताकि स्वाद बना रहे। धीरे-धीरे स्लाद के

कचूमर को खा जाएं।कहावत भी है:- स्वाद लेते हुए इस प्लेट के सलाद को, चबा चबा कर पी जाएं।

इस स्लाद के एक घंटे बाद भोजन करें। वह भी इस प्रकार:-

भोजन:- हाथ के अंगूठे के नाखून बराबर चपाती का टुकड़ा, उस पर सब्जी लगा कर धीरे धीरे स्वाद लेते हुए चबाते जाएँ जब तक पानी ना बन जाये या फिर पानी बना दें। जितनी देर चबाते रहेगें मुंह के रस चलतें रहेगें तथा स्वतः ही पानी बन जाएंगें। अब इस पानी को पी जाएं। तब दूसरा कौर मुंह में डालें। न टी.वी. देखें न मोबाईल, न बातें करें, चुपचाप हर ग्रास का स्वाद लेते-लेते खाते रहें जिएँ। And also "Drink your solids and eat your liquids"। अगले दिन आप पाएंगे इस प्रकार से भोजन करने से सुबह आप का पेट बिल्कुल साफ हो गया (मूत्र के बाहर निकलने से पहले पहले आप पोटी करके निवृत हो गए। भोजन करने की इस विधि को अपना कर प्रति दिन इसका पालन करें। कहावत भी है:- "जीने के लिए खाएं, ना कि खाने के लिए खाने के बीच दो तान घूंट पानी पी सकते हैं। परन्तु खाने के अंत में पानी न पीएं। कम से कम एक घंटा तक। कहावत भी है:- **"भोजन अन्तः बारी विषम्"**। अर्थात भोजन के अंत में पानी पीना जहर के समान होता है। क्योंकि वह अग्नि जिससे भोजन पचाना वह पानी से मंद पड़ जाएगी। जिससे भोजन अनपचा रह जाएगा। वह शरीर का पोषण तो करेगा नहीं, अपितु सड़ना शुरू हो जाएगा और शरीर में विकार (Toxins) ही पैदा होगें।

2. **कितना** खाएँ: यह भी तो पहले बताया गया है कि जितना हम भोजन करते हैं उससे आधा से ही हमारा पोषण होता है। जिसके लाभ इस प्रकार से हैं:-

(क) थोड़ा भोजन जल्दी पच जाता है और गैस भी नहीं बनती तथा "गैसहर—दवाई" भी नहीं खानी पड़ेगी।

(ख) जब पहले किया हुआ भोजन पच जाएगा तो स्वतः ही भूख लगेगी। भूख लगने पर ही भोजन करना सिद्ध करता है कि शरीर को भोजन की आवश्यकता है।

(ग) भोजन में पोषक तत्व शरीर का पोषण करने में समर्थ हैं तथा पोषण भी करते हैं। अन्यथा अनपचा भोजन शरीर बाहर फेंक देता है।

3. क्या खाएँ:-

(क) काम के अनुसार ही भोजन करें। यदि कठोर परिश्रम करना पड़ता है तो भोजन की मात्रा अधिक व पौष्टिक हो। इसके विपरीत यदि हल्का शरीरिक परिश्रम है तो हलका, पौष्टिक व कम भोजन लें।

(ख) प्रतिदिन निश्चित समय पर ही भोजन करना चाहिए। निश्चित समय पर ही भूख लगेगी भी।

(ग) भोजन करने में शीघ्रता न करें और न ही बातों में समय व्यर्थ करें।

(घ) अधिक मिर्च मसाले युक्त व चटपटे व गले हुए खाद्य पदार्थ न खाएं। इससे पाचन तंत्र के रोग व विकार पैदा होते हैं।

(ड़) कोई भी खाद्य पदार्थ न ज्यादा गर्म हो और न ही ज्यादा ठंडा।

(च) भोजन करते समय अपना मन व मस्तिष्क चिन्तामुक्त रखें।

(छ) भोजन के पश्चात कोई पाचक पदार्थ, टौनिक व रस व चाए न लें। लाभ के स्थान पर हानि का डर हमेशा बना रहता है।

(ज) मुंह द्वारा सांस न लें। यथा संभव नाक द्वारा ही श्वास लेना चाहिए।

(झ) चट-पटे व मसाले वाले पदार्थ न खाएँ चाहे पनीर ही क्यों न हो।

(ञ) कुछ व्यक्तियों को जगह जगह थूकने की आदत होती है। याद रहे कि हमारा थूक बहुत मूल्यवान है कृप्या थूकने की आदत त्याग दें। क्योंकि गाये कुत्ता आदि अपना घाव चाट चाट कर, ठीक कर लेते हैं। लेकिन हम लोग दौड़ पड़ते हैं दवाई के लिये।

(ट) यदि नींद कम हो तो सोने के समय पांवों में कड़वे तेल की मालिश कर लें।

(ठ) दांतों से नाखुन नहीं खाना, जितनी जल्दी छुटकारा पा सकते हैं पा लें।

(ड) समय समय पर व्रत अवश्य रखें। आप पाएगें या फिर विचार किया होगा कि व्रत रखने से हमारे शरीर की सफाई होती है। विकार नष्ट होते हैं तथा बाद में भूख भी अच्छी लगती है।

(ढ) खाने का यह नियम अपना लें कि कच्चा पहले और पक्का हुआ बाद में। अर्थात सलाद पहले खा लो तथा उसके पश्चात पका हुआ यानि कि पकाया हुआ भोजन बाद में।

(ण) रात को सोने से पहले गर्म गर्म दूध पी लें और यदि यह दूध गोलडन (Golden) अर्थात हल्दी युक्त हो तो बहुत ही बढ़िया परन्तु बिना चीनी के ही।

(त) रात के समय दही व छाछ (लस्सी) का उपयोग न करें।

(थ) ज्यादा पकाया हुआ अर्थात तला हुआ भोजन न करें परांठा भी न खाएँ।

उदाहरणः- दो शीशे के गलास लें। उनमें आधा आधा पानी भर लें। दोनों ग्लासों में से एक में आधी चपाती डाल दें तथा दूसरे ग्लास में आधा परांठा डाल दें। आप पाएंगें कि चपाती पहले अस्त व्सस्त (गल) गई। परन्तु पराठें का कुछ भी नहीं बिगड़ा। अतः सिद्ध होता है कि तली हुई रोटी नहीं गलती जबकि सादी रोटी कब की पिघल यानि कि गल चुकी है। ऐसा ही हाल हमारे पेट में भी होता है।

सीढ़ियां

सीढ़ियां उनके लिये बनीं हैं जिन्हें छत पर जाना है, जिन की नजर हो आसमान पर उन्हें रास्ता खुद बनाना है।

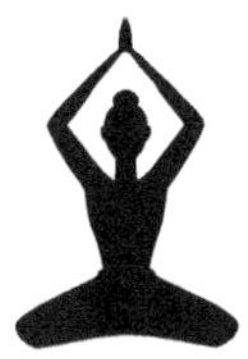

12. योग की देन

(रत्न पुत्र की प्राप्ति)

कृष्ण कुमार की शादी को हुए 5 साल बीत गए लेकिन बच्चा नहीं हुआ। जब तक बैंक में पैसे थे तो डाक्टर, हकीम, हस्पताल की खाक छानता रहा, व मन्दिर में माथा रगडा, लेकिन जब पैसे समाप्त हो गए तो योग केन्द्र में पहुंच गया। पूछने पर कि कोई टेस्ट करवाएं हैं तथा कमी कहां है, तो वह बोला कि कमी भी उसी में है। वह यह है कि गुण सूत्र, XY भी कम हैं तथा जो हैं भी, वह भी नहीं के बराबर और कमज़ोर भी हैं। डाक्टरों ने हार करके IVF में जाने की सलाह दे दी।

बात वहीं पर आकर रुक गई कि बैंक बैलेंस खत्म है। योग के बारे में फिर सोच गई कि योग केन्द्र में योग निशुल्क है, क्यों न इस निशुल्क पद्धति को अपनाया जाए। योग केन्द्र से यह निर्देश मिलेः-

1. प्रतिदिन बिना नागा आना है।

2. नहा कर आना है वह भी सहनयोग ठंडे पानी से।

3. भोजन भी सातविक अर्थात सब्जियां व फल अधिक और शुष्क दालें व शुष्क सब्जियां कम से कम।

4. अंकुरित चने प्रत्येक दिन, दोनों ने सुबह सुबह खाने है ब्रेकफास्ट के स्थान पर।

5. जब तक डाक्टरी टेस्ट रिपोर्ट ठीक ठाक न आए तब तक संयम से सम्बन्ध नहीं बनाने हैं।

6. कोई भी दवाई नहीं खानी है। चाहे वह डाक्टरी, आयुर्वेद, सिद्ध, होम्योपैथी या फिर किसी भी पैथी की हो।

7. जो जो आसन बताएं हैं वो आपको अवश्य करते रहना है चाहे बाकी के साधकों को नियमवद्ध जो मर्जी आसन कराए जाएं। आसन: जानुशिरासन, सुप्तवज्रासन, धनुरासन, उड्डियानवन्ध, पादचक्रासन, गोरक्षासन इत्यदि। आसन: सभी आसन स्वाधिष्ठान चक्र को प्रभावित करने वाले होगें अर्थात पेड़ू के नीचे के अंग। जो ऊपर दिये गए हैं।

प्रभावः- अंकुरित चने खाने से लड़के तथा लड़की की शरीर में तेज़ाबी स्थिति क्षारीय स्थिति में बदल जाती है जो गर्भ धारण करने में एक राम बाणकी तरह काम करती है।

इस का दूसरा लाभ होता है कि प्रथम गर्भ लड़का ही होता, क्योंकि क्षारीय वातावरण **में** Y गुणसूत्र (अध्याय: गोत्रों की व्यवस्था) जोकि पुरूष के होते हैं तथा पुरूष-बच्चे के लिए होते हैं, बहुत आसानी से Y गुणसूत्र क्षारीय गर्भाशय में सक्रिय होते हैं तो बहुत सुगमता से गर्भ धारण हो जाता है। अक्सर देखा जाता है कि सभी शादियों में जो उपर दी गयी विधि से की जाती है प्रथम गर्भ लड़का ही होता था तथा प्रसव भी बिना चार फाड़ से सुगमता से हो जाता था।

यहां कृष्ण कुमार को भी योग से XY गुणसूत्र स्वस्थ होने की तैयारी तथा शरीर भी पोषण के साथ साथ क्षारीय बन गया। लगभग 6 महीने के बाद फिर डाक्टरी टेस्ट में गुणसूत्र XY की जांच करवाई गई। नतीजा उमीद से अच्छा आया। संगम की हरी झंडी मिल गई तथा कृष्ण कुमार की पत्नी गर्भ धारण कर गई तथा समय पूरा होने पर पुत्र रत्न को जन्म दिया।

निष्कर्षः- योग ने कृष्ण कुमार के शरीर के प्रजनन अंग स्वस्थ कर दिये तथा अंकुरित चने खाने से शरीर का पोषण भी हुआ तथा शरीर क्षारीय हो गया।

नोटः- अक्सर लोग लड़के या लड़की के लिए 6-6 बार चेष्टा करते हैं परन्तु दूसरे लिंग (लड़का है तो लडकी चाहिए या फिर लडकी है तो लड़का चाहिए) की इच्छा पूरी नहीं होती। अगर ऊपर दी गई विधि से संन्तानोतपत्ति की जाए, इछित लिंग के बच्चे इच्छा अनुसार पैदा होंगे तो सभी परिवार सुखी, अपनी इच्छा अनुसार बच्चा बिना दवाई के परिवार नियोजन कर सकेगें।

विष्णु के 10 अवतार

विष्णु भगवान के 9 अवतार हो चुके हैं और दसवां कल्की अवतार अभी होना है। पहले हुए 9 अवतार इस प्रकार है:-

1. मत्स्य
2. कुर्म (कछुआ)
3. बराह
4. नृ सिंह
5. बामन
6. परशुराम
7. राम
8. कृष्ण
9. बुद्ध
10. कल्की (जो होना है)

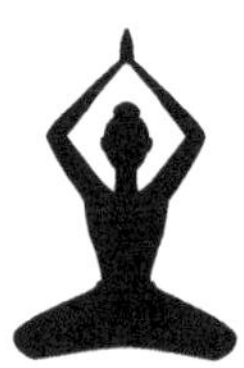

13. अनूठी चिकित्सा

एक बार एक राजा गंभीर रूप से बीमार पड़ गया। उसकी बीमारी समझ नहीं आ रही थी। उसका शरीर जर्जर होता गया। राजवैद्य ने अंत में यह निष्कर्ष निकाला कि ग्रन्थियों से निकल कर मुंह में बनने वाला द्रव्य (जिसे लार कहते है) बनना बंद हो गया है। लार ही पाचन व स्वाद क्रिया का प्रमुख साधन है

डाक्टर, हकीम तथा राज वैद्य भी इलाज करने में असफल रहे। अन्त में एक वैद्य जी आए। आकर नब्ज देखी, उनकी आंखें व जीभ को देखा। वैद्य जी ने कहा, "राजा जी को दवा खिला कर नहीं, दवा दिखा कर ठीक करना है।" फिर वैद्य जी ने 10 युवक, 10 निम्बू, 10 चाकू मंगवाए। प्रत्येक के हाथ में चाकू व निम्बू देकर एक पंक्ति में खड़ा कर दिया। वैद्य जी के संकेत पर पहला युवक राजा के पास आया, प्रणाम किया, निम्बू मुंह के पास ले जाकर चाकू से काटा तथा दोनों हिस्सों को निचोड़ कर वहीं टोकरी में गिरा दिया। इसी प्रकार दूसरा, तीसरा परन्तु चौथे युवक के निम्बू निचोड़ने पर राजा ने जीभ चलाई, पांचवे पर आंखे चमक उठीं। राजा का मुंह लार से भरने लगा। अब उनकी ग्रंथियों ने लार बनानी शुरू कर दी थी। अगले युवक के निम्बू निचोड़ने से पहले ही राजा ने झपटकर निम्बू छीन लिया तथा लगे उसे चूसने। इतने से ही राजा बिल्कुल ठीक हो चुका था।

सारांशः- चेष्टा करें कि पहले बीमारी ही न हो, लेकिन किन्ही कारणवश हो भी जाती है तो दवाई से परहेज करें। आजकल तो लोगों ने प्रण कर लिया है कि खान पान से यदि कोई बीमारी हो जाती है तो झट से दवाई गटक लेते हैं। मैडिकल स्टोर वालों ने दवाई बीमारी के अनुसार देनी आरम्भ कर दी है। चाहे स्टीराइड क्यों न हो।

यह ऊपर की कहानी यही कहती है कि दवा खा कर नहीं दवाई दिखा कर ईलाज किया जाता है।

साभारः "ज्ञान का झरना"

आर. के. डोगरा

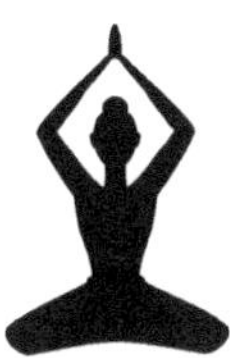

14. रोग विशेष (स्लिप डिस्क)

स्लिप डिस्क:- श्री तरसेम मिनहास, कमर पर बेल्ट बांध कर योग केन्द्र में आया। पूछने पर कि क्या बात है? उत्तरः कि स्लिप डिस्क का केस है। केन्द्र प्रमुखः "डाक्टर को दिखाओ"। रोगी: डाक्टर आपरेशन की राय दे रहे हैं। केन्द्र प्रमुखः "तो आपरेशन करवाओ"। रोगी: आपरेशन से मुझे डर लगता है। केन्द्र प्रमुखः "तो यह बेल्ट खोलो"। रोगी: बेल्ट नहीं खोलनी। केन्द्र प्रमुख: "तो फिर मंदिर में, गुरूद्वारे में माथा टेको या किसी फकीर से अरदास करो। इस पर उसने बेल्ट खोल दी। योग करना आरंभ किया तो छः माह में बहुत सुधार हुआ तथा बिना बेल्ट के चलना फिरना आरंभ हो गया तथा लगभग दो साल में तरसेम ने दोड़ना आरंभ कर दिया, और वह भी बिना दवाई के।

अर्थात वह पूर्ण रूप से स्वस्थ हो चुके थे। निष्कर्ष यदि उसने आपरेशन कराया होता, जैसा कि अक्सर देखा गया है, तो सदा के लिए बिस्तर पर रहता या फिर वाकर की सहायता से गिन गिन कर कदम उठाते रहता, साथ में सुबह, दोपहर, शाम को गोलियां खाते रहता।

मेरा यहां उदेश्य किसी और पद्धति को नीचा दिखाना नहीं है अपितु योग को बढावा देना है जिससेः-

(क) कोई पैसा नहीं खर्च हुआ।

(ख) शरीर की और प्रणनालियां भी स्वस्थ हो गई जैसे कि नेत्र ज्योति में सुधार।

(ग) कब्ज की शिकायत भी समाप्त।

(घ) शरीर में चुसती फुर्ती आ गई।

(ड़) चेहरे पर चमक आ गई। इत्यादि

मन्दिर

यदि आप शराब पीकर किसी धार्मिक स्थान में नहीं जाते फिर घर में कैसे जाते हो जहाँ जन्म देने वाली माँ, प्यार करने वाली बहन, आदर करने वाली पत्नी, हर स्थिति में सहारा देने वाला पिता रहता है अत:घर भी एक मंदिर है

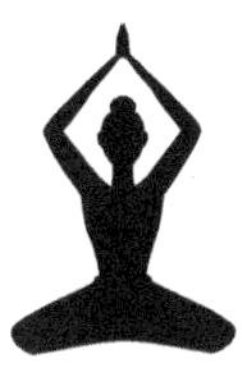

15. दवाई: जुकाम की

राम प्यारी का जन्म कुलीन परिवार में हुआ जो हर तरह से सम्पन्न था। उचित समय पर शादी अति सम्पन्न परिवार में गई और दो बच्चे भी आ गए। सब कुछ ठीक चल रहा था.........

कि एक दिन राम प्यारी को जुकाम हो गया जो अक्सर पहले भी हो जाता था, एक नामी परिवारिक डॉक्टर से दवाई ली और जुकाम ठीक हो गया। तीन माह पश्चात फिर जुकाम, फिर दवाई। एक माह बाद फिर जुकाम फिर दवाई। लेकिन इस बार नाक के छिद्र बंद के बंद रहे। दवाई उतना असर नहीं कर रही थी। डाक्टर ने दवाई की मात्रा व शक्ति बढ़ा दी। नाक खुलने का नाम नहीं ले रही थी। डाक्टर बदला तो उसने कहा कि नाक के अंदर की हड्डी बढ़ गई है। नया डाक्टर नया फरमान, नाक के अंदर की हड्डी काटनी पड़ेगी, साथ ही सावधान किया कि इससे सूंधने की शक्ति भी समाप्त हो सकती है। दूसरा तरीका था कि नाक में यह दवाई डालो, नाक खुल जाएगा और सांस चल पड़ेगा। दवाई ने अपना असर दिखाया पर यह असर थोड़ा समय रहा। दवाई नाक में डालने से नाक तो न खुलता परन्तु गला कड़वा हो जाता। धीरे धीरे रात को नाक बंद होने से राम प्यारी हड़बड़ा पर उठ पड़ती यह आम बात हो गई। नींद आनी बंद हो गई। नए डाक्टर के पास पहुंचे तो उसने नींद की गोलियां लिख दी। गोलियां से नींद कम बेहोशी अधिक थी। एक दिन यह हुआ कि राम प्यारी को चक्कर आया व राम प्यारी खड़े खड़े गिर गई। परिवार के सब सदस्य घबरा गये।

नया डाक्टर मिल गया नई दवाई आरंभ हो गई। इधर राम प्यारी सोचने लगी कि दवाई नियम पूर्वक खाने में कोई कसर नहीं छोड़ी फिर भी मेरा यह जुकाम बिगड़ कर चक्करों पर व दिमाग पर आ गया। फिर सोच गई कि पांडव जंगलों में कंद मूल, वह मौसम अनुसार खाते थे।

क्यों न मैं भी उसी तरह का जीवन जियूं। राम प्यारी के जीवन में यह एक नया मोड़ आ गया। और आरंभ हो गई कच्चा खाने की क्रिया। एक एक कर रोग लुप्त होते चले गए। राम प्यारी में जीवन जीने की एक झलक जाग उठी। पता चला कि राम प्यारी 95 साल की होने के बाद राम को प्यारी हुई और वह भी बिना कष्ट के। इसी तरह उसका परिवार भी जान गया कि जीना तथा जीवन कैसा होने चाहिये।

सारांशः-

1. हमारा शरीर रोगों के लिए नहीं बना है। हम स्वयं गलत खान पान से रोगों को बुला कर इस शरीर में बसा लेते हैं। तथा दवाइयों से इनको तीव्र से जीर्ण व फिर मारक बना लेते हैं।

2. हम कहने को तो बुद्धिमान है परन्तु उन जीवों से बुद्धिमान नहीं जो प्रकृति मां की गोद में रहते हैं।

3. यहां तक देखा गया है कि कुत्ते जब अस्वस्थ होते हैं तो रोटी नहीं खाते बल्कि मिट्टी में दबा देते हैं। और द्रुवा घास खा कर कै कर देते हैं लेकिन हम इन्सान खाना बंद करने की बजाए खाना अवश्य खाएगें तथा हाजमोला, हींग, अजवायन, हरड़, या कुछ और खाकर भोजन पचाने की चेष्टा करते हैं। भला जानवरों और कुत्तों का डाक्टर कौन सलाह देने वाला?

4. **It is the duty and responsibility of every person on the earth, to acquire sufficient knowledge of health, in order to lead a happy, healthy and disease free life.**

साभारः ज्ञान का गुलदस्ता

राज कुमार डोगरा।

दुःख

कृष्ण, कुंती बुआ से: बुआ, अब महाभारत के बाद, मैं द्वारका जा रहा हूँ कुछ मांगना है तो कहो।

कुंती बुआ बोली: कृष्ण बेटा कुछ देना चाहते हो तो दुनिया के सारे दुःख मेरी झोली में डाल दो।

कृष्ण: बुआ यह क्या मांग लिया? मैंने तो आप के सुख के बारे में सोच रहा था क्योंकि दुःख तो आज तक आप ने बहुत झेले हैं।

कुंती: कृष्ण बेटा, जब भी मुझे दुःख हुआ तो आप मेरे आगे पीछे दायें बाएं अर्थात मेरे आस पास थे, मैं चाहती हूँ कि आप अब भी मेरे आस पास ही रहें और मुझे पता ना चले कि दुःख कैसे कट गये।

कृष्ण: बुआ आप धन्य हैं, लोग तो सुखों को चाहते हैं तथा आप दुःख चाह रही हैं। और आप धन्य???????? हैं।

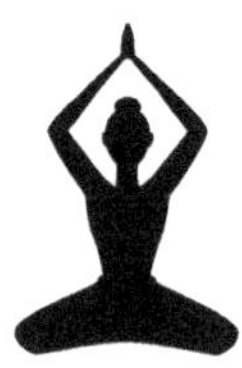

16. गोत्रों की यह व्यवस्था क्यों है?

हमारे यहाँ गोत्रों की यह व्यवस्था क्यों है?

हम विवाह तय करने के लिए अपने गोत्र के ज्ञान को इतना महत्वपूर्ण क्यों मानतेहैं? सचमुच यह एक गहन विशेष विषय है:-

पिछली झलक: बात 1950 से पहले की है जब गाँव में जब शादी होती थी तो लडकी व लडके के परिवार वाले अपने अपने घरों में तथा अड़ोस पड़ोस की स्त्रियाँ शादी की घोड़ियाँ (विवाह गीत) इकठे होकर गाते थे। अंत में प्रत्येक दिन गीत गाने वालों को अंकुरित चने व गुड/शक्कर बांटे जाते थे जो कि लड़का व लड़की अपने अपने घरों में खूब खाते। यह कार्य क्रम लगभग एक डेढ़ महीना चलता।

प्रभाव:- लड़का व लड़की की शरीर में तेज़ाबीय स्थिति क्षारीय स्थिति में बदल जाती जो कि गर्भ धारण करने में एक रामबाण का काम करती थी साथ ही साथ प्रथम गर्भ लड़का ही पैदा होता कियोंकि क्षारीय वातावरण में Y गुणसूत्र, जोकि पुरुष के होते हैं तथा पुलिंग बच्चे के लिये होते हैं बहुत ही आसानी से क्षारीय गर्भाशय में सक्रिय होते और बहुत सुगमता से गर्भ धारण हो जाता था अकसर देखा जाता था तब बहुत सी शादियों में प्रथम बच्चा लड़का ही होता था तथा प्रसव भी बिना चीर फाड़ के सुगमता से हो जाता था। यही सब कुछ प्रकृति की गोद में रहने वाले जानवरों का भी होता है।

केवल बेटों को ही पिता का गोत्र क्यों रखना चाहिए, बेटियों को क्यों नहीं? शादी के बाद बेटी का गोत्र कैसे और क्यों बदल जाता है? तर्क क्या है? यहाँ यह भी बता दें कि शादी में ही जब लड़की ससुराल आती थी तो यह गीत गया जाता था, **"तू साइडे गोते (गोत्र) मिलजा कुड़मा (ससुराल) दिये बेटिये"** अर्थात् कुड़मा की बेटी अब अपना गोत्र छोड़ हमारे गोत्र में आजा।"

दरअसल, यह एक अद्भुत और प्राचीन आनुवंशिकी विज्ञान है जिसका हम अनुसरण करते आ रहे हैं। आइए हमारी महान गोत्र प्रणालियों के पीछे आनुवंशिकी के विज्ञान को देखें। गोत्र शब्द दो संस्कृत शब्दों, गौ (अर्थ, गाय) और त्राहि (अर्थ, शेड) से बना है। गोत्र का अर्थ है गाय-शेड। गोत्र एक गौशाला की तरह है जो किसी विशेष की रक्षा करता है - पुरुष वंश। हम अपने पुरुष वंश/गोत्र की पहचान 8 महान ऋषियों (सप्त ऋषि + भारदवाज ऋषि) के वंशज मानकर करते हैं। बाकी सभी गोत्र इन्हीं से विकसित हुए हैं। जैविक रूप से मानव शरीर में 23 जोड़े क्रोमोसोम (एक माता से और एक पिता से) होते हैं। इन 23 जोड़ियों में एक जोड़ा वह होता है जिसे सेक्स क्रमोसोम (XY गुण सूत्र) कहते हैं, जो बच्चे के लिंग का निर्धारण करता है।

गर्भधारण के दौरान, यदि परिणामी कोशिका XX गुणसूत्र है, तो बच्चा लड़की होगी। यदि यह XY है, तो यह एक लड़का होगा। XY में X माँ से है और Y पिता से है। इसमें, Y अद्वितीय है और यह मिश्रित नहीं होता है। तो XX में, Y X को दबा देगा और बेटे को Y गुणसूत्र मिलेंगें। Y एकमात्र ऐसा गुणसूत्र है जो केवल पुरुष वंश के बीच ही पारित होता है। (पिता से बेटे और पोते को तथा इससे आगे)। महिलाओं को कभी भी Y गुणसूत्र नहीं मिलता है। **इसलिए, वंशावली की पहचान करने में Y अतः Y गुणसूत्र आनुवंशिकी में एक महत्वपूर्ण भूमिका निभाता है।** चूँकि महिलाओं को कभी भी Y गुणसूत्र नहीं मिलता है, इसलिए महिला का गोत्र उसके पति का ही माना जाता है, और इसलिए शादी के बाद बदल जाता है। वे 8 ऋषियों के 8 अलग-अलग Y गुणसूत्र हैं। यदि हम एक ही गोत्र से हैं, तो इसका मतलब है कि हम एक ही मूल पूर्वज ऋषिओं की संतान हैं। **एक ही गोत्र के बीच विवाह से आनुवंशिक विकार होने का खतरा बढ़ जाएगा क्योंकि एक ही गोत्र के वाई गुणसूत्रों में अदला बदली (क्रॉसओवर) नहीं हो सकता है, और यह दोषपूण कोशिकाओं को सक्रिय कर देगा।** यदि यह जारी रहा, यह Y गुणसूत्र के आकार और ताकत को कम कर देगा जो पुरुष के निर्माण के लिए महत्वपूर्ण है। **यदि इस दुनिया में मनुष्य में कोई Y गुणसूत्र मौजूद नहीं होगा, तो यह पुरुषों के विलुप्त होने का कारण बनेगा।**

विचारः इस प्रकार गोत्र प्रणाली आनुवंशिक विकारों से बचने और Y गुणसूत्र की रक्षा करने के प्रयास के लिए हमारे महान महार्षियों द्वारा तैयार की गई एक प्राचीन पद्धति है। यह है हमारे महार्षियों द्वारा अदभुत जैव - विज्ञान। हमारे ऋषियों ने हजारों वर्ष पहले ही "जीन मैपिंग" का निराकरण कर लिया था।

अध्याय 12 में यहां कृष्ण कुमार को भी योग से XY गुणसूत्र स्वस्थ होने की तैयारी तथा शरीर का पोषण के साथ साथ क्षारीय बनाया। लगभग 6 महीने के बाद फिर डाक्टरी टेस्ट में गुणसूत्र XY की जांच करवाई गई। नतीजा उमीद से अच्छा आया। संगम की हरी झंडी मिल गई तथा कृष्ण कुमार की पत्नी गर्भ धारण कर गई तथा समय पूरा होने पर पुत्र रत्न को जन्म दिया।

निष्कर्षः- योग में आसनों नें कृष्ण कुमार के शरीर के प्रजनन अंग स्वस्थ्य कर दिये तथा अंकुरित चने खाने से शरीर को पोषण भी हुआ तथा शरीर क्षारीय हो गया।

पूर्ण

ॐ पूर्णमदः पूर्णमिदं पूर्णात पूर्णमुदच्यते।

पूर्णास्य पूर्णामादाय पूर्णमेवा वशिष्यते।।

अर्थातः वह (परमेश्वर) पूर्ण है, यह संसार भी पूर्ण है क्योंकि पूर्ण में से पूर्ण का विस्तार होता है। पूर्ण (अनंत) का पूर्ण (अनंत) से लेकर पूर्ण (अनंत) ही शेष रहता है। यही भगवान है। जैसे माँ (पूर्ण है) बच्चे (पूर्ण को) को जन्म देती है फिर भी माँ व बच्चा दोनों (पूर्ण) हैं

यही ईश्वर की रचना है यही ऊपर के श्लोक का अर्थ (पूर्ण) है।

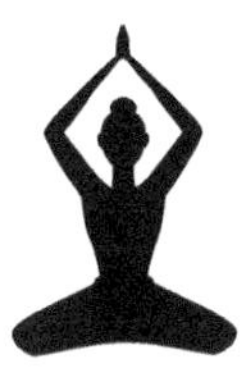

17. बच्चेः महान आत्माएं

चीन में एक शिक्षक स्कूल में नया नया आया था। वह बच्चों को बड़े प्यार, लगन व ईमानदारी से पढ़ाता था। जब वह कक्षा में प्रवेश करता तो बच्चों की ओर मुंह करके, हाथ जोड़ कर व सिर झुका कर प्रणाम करता। बाकी के बच्चे व शिक्षक भी हैरान होते कि यह शिक्षक ऐसा क्यों कर रहा है? अंत में एक पहले वाले शिक्षक ने इस नए शिक्षक से पूछ ही लिया कि आप इन बच्चों को प्रणाम क्यों करते हैं, वैसे तो इन बच्चों को चाहिए कि वे खड़े होकर आप को सादर प्रणाम करें तथा आप से आशीर्वाद प्राप्त करें लेकिन यहां तो विपरीत हो रहा है। इस पर उस नए शिक्षक ने बताया, कि देखो भई मैनें जो बनना था बन चुका हूं। जहां पहुंचना था पहुंच चुका हूं। इस से आगे मेरे लिये क्या? लेकिन मेरे सामने जो बैठे हैं, इन में से कोई महान् वैज्ञानिक है, कोई महान् डाक्टर है, कोई महान् देश भक्त है, कोई महान् दार्शनिक है तथा अनेक महान् आत्माएं हैं जो कि कल का भविष्य हैं। अतः मैं इन महान् आत्माओं को सिर झुका कर नमन करता हूं जो इन बच्चों में है। कल को यही बच्चे महान डाक्टर वैज्ञानिक, दार्शनिक, शिक्षक व संत और पता नहीं क्या क्या बनेंगे? मेरे ऐसे आचरण से इन में आत्मवोध की भावना भी पनपेगी।

सारांशः- आओ आज से हम सब प्रण लें कि हम भी बच्चों को (अपने या पराए) तू या तुम का सम्बोधन नहीं करेंगें। तू या तुम से वह अपने आप को हीन व तुच्छ समझने लगेंगें। अच्छे आचरण व अच्छे सम्वोधन से अच्छे विचारों से बड़ा बनने की भावना पनपने दें। यहां तक कि आप भी बच्चों को सम्वोधन के साथ "जी" अवश्य लगाएं। बच्चों को व आपको अलग अनुभूति होगी।

साभारः- ज्ञान का झरना

आर के डोगरा

खाना

नोट: "बुखार और मेहमान को खाना

न दें तो वह जल्दी चले जाएगें।"

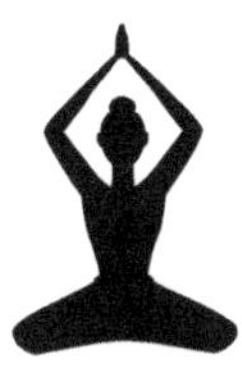

18. अनोखा उपचार

मैंने एक कहानी पढ़ी थी कि किसी दुर्घटना में एक गर्भवती स्त्री के पेट से उसके बच्चे का थोड़ा सा हाथ बाहर आ गया। उसे अस्पताल ले जाया गया। विशेषज्ञ डाक्टर व अन्य डाक्टर मंत्रणा करने लगे कि हाथ को वापिस यथास्थान पर कैसे स्थापित करें? भंति भांति के सुझाव आ रहे थे। उन में भी शंका बनी हुई थी।

इतने में एक डाक्टर जो सिगरेट पी रहा था, उठा और गर्भवती स्त्री की ओर चला। बाकी के डाक्टर भी साथ हो लिए। देखते ही देखते डाक्टर ने जलता हुआ सिगरेट बच्चे के हाथ की एक उंगली पर हल्के से लगा दिया। गर्भ में बच्चे ने हाथ स्वतः ही अंदर खींच लिया और वह औरत एक बहुत बड़ी चीर फाड़ से बच्चा ली गई।

सारांशः- यह आवश्यक नहीं कि सब इलाज एक रटे रटाए पद्धति के अधीन होने चाहिए। कई बार कुछ इलाज हट कर भी हो सकते हैं और वह भी बिना दवाई के।

जैसा कि पहले भी कहा गया है कि जंगलों में न कोई MD है और न ही सिविल सर्जन हैं और न ही कैमिस्ट की दुकानें।

साभारः- "ज्ञान का झरना"

आर के डोगरा

भाग्य

भाग्य फलति सर्वत्र न च बुद्धि न च पौरुषम्।

समुद्र मंथनाल्लेभे हरिलक्ष्मी हरे विषम्।।

अर्थात्

सब जगह भाग्य ही फलित होता है। न तो विद्या काम आती है और न ही पौरुष (बहादुरी) सफल होती है, अगर भाग्य साथ न दे तो देखिए न समुद्र मंथन - हरी यानि विष्णु और हरे यानि महाद्व शंकर - दोनों ने मिलकर ही किया था, परन्तु विष्णु को तो लक्ष्मी मिली और महादेव को विष पीना पड़ा

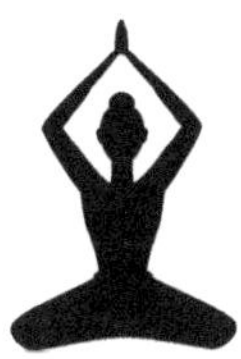

19. मधुमेह

इस बीमारी में शर्करा की मात्रा खून व पेशाव में बढ़ जाती है। समान्यता यह मात्रा 80-120 मिलीग्राम है। जब यह 120 मि. ग्रा. से बढ़ जाती है तो शुगर (मधुमेह) का रोग होना माना जाता है।

मधुमेह के कारणः-

1. आनुवांशिकः- परिवार में मां-बाप की ओर से यदि यह रोग हो तो आने वाली संतान में भी यह रोग अधिकांश पाया जाता है।

2. मोटापाः- अकसर मोटे लोगों में यह रोग देखने को मिलता है। यह मोटापा भी वशंज ही होता है।

3. मधुमेह रोग को राजरोग भी कहा जाता है। क्योंकि यह रोग राजघरानों में पाया जाता है। वहाँ नौकर बहुत होते हैं अत: समान्यता यह रोग उन्हीं को होता है।

4. भोजनः- राजसिक व तामसिक भोजन भी एक मुख्य कारण होता है मधुमेह रोग का, क्योंकि ये भोजन पचने में देर लगाते हैं। यदि गरिष्ठ भोजन करने वाला कोई कठिन कार्य न करे तो स्वभाविक है, मधुमेह रोग हो ही जाएगा। गरिष्ट भोजन लीवर, किडनी व क्लोम ग्रंथी पर घातक प्रभाव डालते हैं।

5. मानसिक तनावः- मानसिक तनाव के कारण भोजन नहीं पचता जिससे गैस बन जाती है जोकि तनाव का बढ़ावा करती है। और फिर ले दे के वही हाल जिससे कि मधुमेह को बढ़ावा मिलता है। धीरे धीरे पिट्यूटरी ग्रंथी प्रभावित होती जाती है और यदि गोली या इन्सुलिन पर, शरीर लग जाए तो सदा के लिए दवाई पर निर्भर रहना ही पड़ सकता है।

6. व्यव्सायः- दुकानदार जिन्होंने नौकर रखे हैं, वकील, अध्यापक तथा अधिकारी वर्ग में यह रोग अधिक पाया जाता है। निष्क्रिय जीवन ही मधुमेह का बहुत बड़ा कारण होता है।

7. उम्रः- जैसे जैसे उम्र बढ़ती है आदमी का जीवन ज्यादा आलसी होता है अर्थात 35-40 साल में इस के होने की समभावना अधिक होती है। **डर उमर का नहीं वल्कि निष्क्रियता का है।**

8. पुरूषः- पुरूष अधिक प्रभावित होते हैं मातृ - शक्ति की तुलना में। पुरूष जब घर आते हैं तो आते ही पत्नी को पानी लाने को कहते हैं। स्वयम् तो सोफे पर

9. लेटे रहते हैं। पत्नी कहीं भी होगी पानी लेकर हाजिर हो जाती है चाहे कितनी भी थकी मांदी क्यों न हो। पानी के बाद बारी आती है। चाय भी ले आती तो शिकायत कि चाय ठंडी है, अगली डिमांड कि कुछ खाने के लए भी ला दो। ले दे कर 7 फेरे तो लगने ही है। और भी कामः- कपड़े धोकर सूखने डाले तो वर्षा आ गई। उठा कर मेज़ पर रख दिये तो धूप निकल गई। यहां निष्क्रियता तो दूर थक कर चूर हो जाती है। इसी लिये पुरूषों को तो मधुमेह स्वभाविक होना ही है। उसमें यदि उनकी कमर का घेरा बढ़ा हुआ है।

लक्षणः-

1. बार बार मूत्र का आना।

2. रात को अत्यधिक मूत्र आना।

3. मूत्र गंदा, मट मैला, गाढ़ा, वेग भी अनियन्त्रित होना।

4. मूत्र गिरे स्थान पर चीटियां आ जाना।

5. चेहरे पर बनावटी लाली दिखाई देना।

6. श्रवण शक्ति क्षीण हो जाना।

7. बार बार भूख लगना।

8. कपड़ों पर धब्बे पड़ जाना।

9. ऐनक का नंबर ऊपर के ओर जल्दी जल्दी बदलना।

10. मुंह व गले में सुखापन लगना।

11. बार बार प्यास लगना।

12. चोट, फोड़ा, फिंसी ठीक होने में देर लगना।

13. घाव का देर से भरना।

14. पांव में घाव हो जाना।

15. अचानक भार कम हो जाना।

बचावः-

1. पौष्टिक संतुलित आहारः जहां तक हो सके भोजन सादा, प्रकृतिक (कंद मूल आदि) होना चाहिए। रात को खाने से पहले सलाद की प्लेट भी आवश्यक है।

2. नींद पूरी लेनी चाहिए कम से कम 8 घंटे की। लेकिन दिन में सोना मनाही (परहेज़)।

3. चिंता रहित जीवन जिएं। चिन्ता से छुटकारा पाने के लिए पूजा पाठ व योग द्वारा ध्यान का प्रोग्राम बना लें।

4. योग द्वारा शरीर को प्रयोग में लाएं। योग में मंडूक आसन, पादचक्रआसन, पादोतान आसन, पवनमुक्त आसन, अर्धमस्येन्द्रासन, शशकासन तथा प्राणायाम में गहरे लम्बे श्वास मूलबन्ध व अग्नि सार प्राणायाम व कपाल भाति प्राणायाम किसी अच्छे शिक्षक की देख रेख में करना चाहिए।

5. प्रत्येक दिन ठंडे पानी से नहाना चाहिए। नहाने से पहले सरसों के तेल से प्रत्येक अंग की मालिश करने के पश्चात नहाना अच्छा होता है। नहाने के पश्चात शरीर पर पानी को हाथों से खूब रगड़ कर सुखा देना चाहिये। ऐसा करने से रक्त संचालन होगा तथा शरीर भी स्वस्थ होगा तथा शक्करा का स्तर भी कम होगा।

6. दांतों की देखभाल के लिए दातुन का उपयोग करें। दातुन का व्रश बना कर दांत साफ करें।

बच्चों की स्मरणशक्ति

बच्चों की Memory क्यों तेज़ होती है? क्योंकि प्रत्येक बच्चा माँ की कोख में 9 महीने उल्टा ही रहता है इस का अर्थ है कि उस के दिमाग को अधिक से अधिक रक्त मिलता है। जब कि हम लोग जब 60 साल तक पहुँचते हैं तब तक मैमोरी कमजोर हो चुकी होती है व इतनी तेज़ नहीं रहती, तो लोग कहते हैं कि वह सठिया गया है, इसी तरह 70-72वां हो गया है, 80-81 की बात छोड़ो। अतः योग करो जिससे हमारे मस्तिष्क को रक्त मिलता रहे तथा मैमोरी भी तेज़ बनी रहे और झुरियां भी नहीं पड़े।

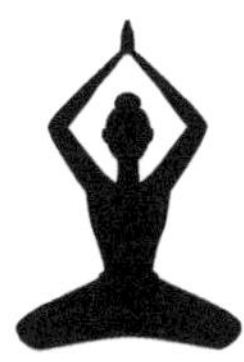

20. शरीर का तापमान: स्थिर कैसे

अक्सर देखा गया है कि मानव शरीर 50 डिग्री सेंटीग्रेड में भी काम करता है तथा शून्य से नीचे भी कम में काम करने में सक्षम है, कुछ भी हो शरीर का तापमान 37 डिग्री सैलसियस (98.6 डिग्री फारनहीट) से न कम न अधिक होता है। उस ईश्वर की कला की प्रशंसा किये बिना नहीं रह सकते।

1. हमारी नाक के दो छिद्र हैं। एक बाएं दूसरा दाएं। बायां छिद्र को योग में इडा कहा जाता है जब कि दायां छिद्र पिंगला। बायां छिद्र चन्द्रमा का प्रतीक है अर्थात शरीर को ठंडा रखता है तथा दायां छिद्र सूरज का प्रतीक अर्थात शरीर को गर्म रखता है। किसी समय एक नासिका पूर्ण खुली होगी तो दूसरी अर्ध खुली या बिल्कुल बंद।

   गर्मी के मौसम में जब आप घर से बाहर निकलते हैं बाहर गर्मी पड़ रही होती है और तापमान 37 डिग्री सैलसीयस से कहीं ऊपर है, उस समय आपकी बायीं नासिका सक्रिय हो जाती है और तापमान 37 डिग्री पर ही स्थिर रहता है और यह काम इडा नाडी का है। ठीक उसी प्रकार यदि बाहर से आकर ए.सी. वाले कमरे में प्रवेश करते हैं तो दाई नासिका अर्थात पिंगला नाडी सक्रिय हो जाती है। कुछ भी हो शरीर का तापमान 37 डिग्री सैलसीयस पर ही स्थिर रहता है।

   यह सिद्ध करता है कि चाहे मौसम गर्म हो या फिर ठंड का, शरीर का तापमान 37 डिग्री सैलसीयस पर ही स्थिर रहता है। यहां तक कि यदि 1 डिग्री तापमान (शरीर का) कम हो तो शरीर की कमज़ोरी मानी जाती है और यदि 1 डिग्री बढ़ जाए तो बुखार माना जाता है। फौजी जो शून्य से 43 डिग्री सैलसीयस नीचे तापमान में डयूटी करते हैं तो उनका शरीर का तापमान यही दोनों

नासिकाएं 37 डिगरी सैलसीयस पर स्थिर रखती हैं। देश व स्थान जो भी हो मनुष्य का तापमान स्थिर रहता है। यही शरीर की विशेषता है। तापमान के अनुसार दाईं व बाईं नासिका खुलती व बंद होती रहती है। अध् खुली हुई पूर्ण खुल जाती है जबकि बंद होने वाली पूरी या आधी बंद होती है।

यह भी देखा गया है कि गर्मी में, मणी-महेश व अमरनाथ के यात्री कठिन चढ़ाई चढ़ कर जब ऊपर पहुंचते है वहां ठंडे पानी की (जो कि वर्फ जैसा ठंडा होता है) झील में डुबकी लगा लेते हैं। उन्हें न तो जुकाम होता देखा गया और न ही नमोनिया। इडा व पिंगला जाने कि कैसे इस शरीर को रोग मुक्त रखना है तब भी तापमान न बढ़ता है और न ही कम होता है।

कई बार आयुर्वेद वैद्य अपने मरीज, जिसे बुखार ने घेरा होता है अर्थात शरीर का तापमान बढ़ गया होता है, उसे दाई करवट लेटने की सलाह देते हैं। दाई करवट लेटने से इडा नाड़ी (बाई नासिका) प्रभाव में आती है, अर्थात सक्रिय हो जाती है, जाती है। जिससे शरीर को अतिरिक्त ठंडक मिलनी आरम्भ हो जाती है। सर्दियों में बाई करवट लेटने की राय देते हैं, जिससे ठंड का असर कम होगा।

योग में उच्च **B.P.** वाले को दाई करवट लेटने की सलाह दी जाती है इडा नाड़ी प्रभाव में आने से उच्च **B.P.** सामान्य हो जाता है तथा कम **B.P.** के लिए बाँई करवट लेटने की राय दी जाती है। दाई ओर की नासिका सक्रिय होने से कम **B.P.** सामान्य हो जाता है। इसी तरह योग करते रहने से बिना दवाई के **B.P.** सामान्य कर दिया जाता है। साथ ही साथ शरीर का तापमान भी नियन्त्रण में रहता है।

"स्वस्थ्य कौन"

जिसके वात पित कफ - ये तीनों दोष सम हो, जिसकी पाचन क्रिया सम हो, जिसकी रस, रक्त, मांस, मेद, अस्थि, मज्जा व शुक्र क्रिया एवं धातु सम हों, जिसकी आत्मा, दस इंद्रियां (पांच ज्ञानेन्द्रियां और पांच कर्मेन्द्रियां) तथा मन प्रसन्न (निर्मल अविकारी यानि विकार रहित) हों वह स्वस्थ्य कहलाता है।

रूखा सूखा खाकर, मरियल शरीर के साथ, असमय मरने वालों की संख्या उतनी नहीं है जितनी कि अत्याधिक मात्रा में, तामसिक व राजसिक भोजन तथा दवाइयों के सेवन करने वालों की है।

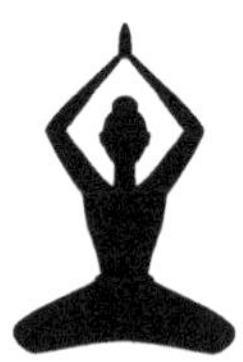

21. कोष्ठवद्धता (कब्ज़)

कृष्णलता उमर 76 साल अपने बेटे के साथ होम्यो डाक्टर के पास आई। उस समय मैं डाक्टर के पास उसे उसके मोबाईल के बारे में बता रहा था। डाक्टर की उमर 94 साल थी तथा थोड़ा कम सुनाई देता था। कृष्णा मुझे भी जानती थी। उसने डाक्टर को धीमे से बताया कि वह कब्ज़ की शिकायत से पीड़ित है परन्तु डाक्टर को सुनाई नहीं दिया। फिर दूसरा बार बताया फिर तीसरी बार भी बताया। मुझे देख कर वह संकोच कर रही थी।

इतने में मैनें उसके बेटे को समझाया कि शाम का समय है जाकर अपनी माता जी को ककड़ी चबा-चबा कर खिला दो, और एक घंटे के बाद रेशा(Roughage) वाला भोजन दे दें (अर्थात सब्जी वाला बिना दाल के) सुबह पेट साफ हो जाएगा। तीसरे दिन सुबह सुबह मन्दिर में कृष्णा तथा मेरा मेल हो गया। मैनें उसका हाल पूछा तथा कष्ट के बारे में स्वभाविक ही पूछ लिया। तो उसने बताया कि वह ठीक है। एक सप्ताह के पश्चात फिर मन्दिर में मिला तो उसने शिकायत की कि खीरे से उसका यूरिक एसिड बढ़ जाता है तो उसे बताया कि खीरे के साथ प्याज़ खा लिया करो और यदि हो सके तो सभी मौसमी सब्जियों का सलाद बना कर नाममात्र काला नमक तथा नाममात्र ही निम्बू डाल लें ताकि स्वाद बना रहे। खूब चबा चबा कर खाएं। इस सलाद के लगभग एक घंटे पश्चात खाना खा लें और वह भी दो चपाती सब्जी के साथ। भोजन में दाल न हो। दाल भी यूरिक एसिड बढ़ाती है। चावल से परहेज़ करना चाहिए क्योंकि चावल में कोई भी रेशा (Roughage) फाईबर नहीं होता। पेट को साफ करने लिए फाईबर अति आवश्यक है। वह भी कच्चा (सब्जी व फल) पहले, पक्का (पकाया हुआ) अर्थात भोजन, बाद में, वह भी एक घंटे के बाद।

आजकल टी.वी. पर देखा जाता है कबज़ दूर करने के भांति-भांति के विज्ञापन आते हैं। कोई भी नहीं चाहता, न ही कहता है कि भोजन से

पहले सलाद की प्लेट ले लो। इस के विपरीत मेडिकल स्टोर्ज में लिख रखा है:-

"यहां पर कब्ज़ की फक्की (पावडर) मिलती है"।

हर कोई पैसा प्राप्त करने के लिए बैठा है। चाहे जैसे भी आ जाए। हम लोग रसना (स्वाद अर्थात जीभ) के चक्कर में यानि कि स्वाद के चक्कर में भांति-भांति के स्वादिष्ट व्यंजन बनाते व खाते हैं। इससे अनेक रोगों को निमंत्रण देते रहते हैं। एक परिवार में जैसे जैसे व्यंजन बनते हैं उसी परिवार में वही या उससे बढ़ चढ़ कर स्वाद व्यंजन बनते जाते हैं अर्थात एक पीढ़ी से दूसरी व तीसरी पीढ़ी तक वही भोजन भी चलता है तथा रोग भी चलते हैं, जिसे डाक्टर लोग संज्ञा देते हैः Heredity (वंशज / खानदानी बीमारी)।

पकौड़े समौसे खाने पर छाती में गैस बनेगी तथा अगले दिन कब्ज़ की शिकायत स्वभाविक है। गैस बनने पर गैस की दवा दी जाती है तथा कब्ज़ की दवा व चूर्ण भी मिल जाता है। परन्तु कोई नहीं कहता कि यह पकौड़े समोसे फेंक दो, यही पकौड़े समोसे आप के कष्टों (कब्ज व गैस) का कारण हैं।

देखने में आया है कि अखवारों में तथा अन्य पत्रिकाओं में विभिन्न पकवानों व व्यजनों के बनाने की विधि बहुत बढ़ चढ़ कर बतायी जाती है व यू tube भी अछूती नहीं है। मैं दो-तीन अखवारों के सम्पादकों को मिला तथा मेल भी भेजी कि मैं प्रकृतिक भोजन व योग बारे में लिखना चाहता हूं कि कैसे स्वस्थ अच्छा हो व बिना बीमार हुए रहा जाए परन्तु खेद है कि किसी ने उत्तर नहीं दिया।

Diet

"Diet cures more than Doctors"

> **रक्षा**
>
> "भगवान हाथ में डंडा लेकर, किसी की रक्षा नहीं करता,
>
> जिस की रक्षा करनी होती है उसे वैसी बुद्धि दे देता है"

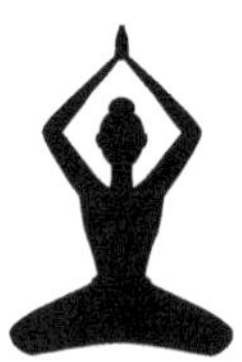

22. खसरा (Measels)

मेरा बेटा, जब 3 साल का था तब उसे बुखार हो गया। मैंने उसे कोई भी दवाई नहीं दी और किशमिश सुबह पानी में भिगो कर शाम को खाने को देता, किशमिश वाला मीठा पीने को देता और शाम को भिगोई हुई किशमिश तथा पानी सुबह दे देता। इससे उसका पेट साफ होता रहा। तीसरे दिन पता चला कि खसरा सारे फैला हुआ है तो मैंने बेटे के शरीर देखा तो सारे शरीर पर छोटे छोटे दाने थे। यही तो निशानी खसरे की थी। बचपन में मैंने अपनी दादी से सुना था कि खसरे में यदि मेथी दाने का पानी (पानी में मेथी भिगोई हुई) पिलाया जाए तो सारी की सारी खसरा बीमारी बाहर आ जाती है। मैंने भी वही किया। चौथे दिन पूरा का पूरा शरीर, मुंह भी उन दानों से भर गया।

मेरा पड़ोसी मुझ पर दबाब डाल रहा था कि बच्चे को लेकर अस्पताल चलो वहां किसी डाक्टर को दिखा लें। परन्तु मैं प्रकृति माँ पर विश्वास व धुन का पक्का, कहीं नहीं गया। पांचवे दिन बुखार भी नहीं था तथा वे दाने दाने भी लगभग सूख गए थे। वो तो सब ठीक था परन्तु बेटे की आंख की पुतली (आंख के बीचो बीच जो काला भाग होता है) काली न होकर सफेद हो गई थी। कारण- खसरा में यदि आंखे मसल दी जाएँ तो पुतली सफेद हो जाती है। अब मेरा मन भी डोलने लगा। बचपन में कई बच्चों की पुतलियां सफेद हुई देखीं थीं। प्रकृति माँ/ईश्वर से सहायता मांगी कि इस स्थिति से कैसे उभरा जाए। बार बार ध्यान इस समस्या के समाधान पर अटक जाता। उस सर्वशक्तिमान ने संदेश दिया कि यदि आंखों में रक्त संचार तेज किया जाए तो यह सफेदी दूर हो सकती है तो इस प्रकार आंख स्वस्थ हो सकती है। उसके लिए याद आया कि सर्दियों में सर्दी से नाक व कान लाल हो जाते थे। मैंने भी यही सोचा कि क्यों न आंखों को ठंडा किया जाए। अतः रूई के बड़े बड़े पैक बनाए, पानी में

भिगो कर, निचोड़ कर, आखों पर रख दिए तथा बच्चे को प्यार से, साथ में उस की मम्मी को भी समझा दिया। जैसे यह पैक गर्म हो जाए उस को पानी में डाल देते थे तथा 3-5 मिन्ट बाद निचोड़ कर आंखों पर रख देते। दिन में यह क्रिया कई बार की गई। धीरे धीरे लगभग 15 दिन में आंख की पुतली काली हो गई। आंख बिल्कुल ठीक हो गई। दृष्टि में भी कोई कमी नहीं थी।

उस प्रकृति माँ/ईश्वर का धन्यवाद किया जिसने इस घोर अंधकार में रास्ता दिखाया। बेटे की आंख ठीक हो गई थी और विकलांगता भी कोई नहीं। उस ईश्वर की आस्था में विश्वास, और दृढ़ हो गया था। उसके बाद तो अनेक हालात में उससे सहारा मांगा तथा सहारा आया भी व लाभ भी हुआ। उसकी रचना पर विश्वास अटूट होता गया। लेकिन अंध-विश्वास बिल्कुल नहीं।

धीरे धीरे उस सर्वशक्तिमान ने मुझे योग की ओर ऊँगली पकड़ कर धकेल दिया। तो मेरा विश्वास और भी पक्का हो गया। अब तो हर उलझन का उत्तर तो प्रकृति माँ, ईश्वर और योग से ढूंढ लेता हूं।

1. सारांशः- हम झट पट दौड़ पड़ते हैं डाक्टर के पास। यह भी विचार करें कि रोग तो शरीर से विकार बाहर निकालने के लिए ही होता है यदि दवाई से विकार को दबा दिया जाए तो वह नए रूप में उभरता है। कैंसर का रोग अचानक आसमान से नहीं टपकता। वह भी तो एक रोग ही है जो भिन्न-भिन्न स्थितियों से गुजरता हुआ कैंसर का रूप धारण कर लेता है।

एक नाक के दो नासिकपुट

एक नासिका के, दो नासिका छिद्र हैं और इनके दो ही काम हैं।

एक तो सांस लेने के लिए, दूसरा शरीर का तापमान 37 डिगरी सैलसियस रखने के लिए। दायां छिद्र सूर्य का प्रतीक अर्थात गर्म श्वास तथा बायां छिद्र चंद्रमा का प्रतीक अर्थात ठंडा श्वास। दोनों छिद्र बारी बारी से लगभग 1 घंटे 6 मिन्ट में बदलते रहते हैं। यदि बाहर ठंड है तो शरीर कहीं ठंडा न हो जाए दायां स्वर (गर्म सांस) चलने लगता है।और यदि वाहर गर्मी है तो बायां स्वर सक्रिय हो

जाता है तांकि शरीर ठंडा रह सके।

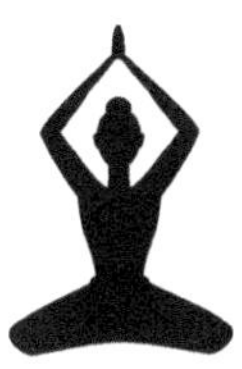

23. नई चिकित्सा विधि

एक महिला अपनी समस्या लेकर अस्पताल गई थी। वहां उसने देखा कि पहले वाले डाक्टर के स्थान पर कोई नया युवक डाक्टर बैठा है। उसने अपनी समस्या नए डाक्टर को बताई साथ ही साथ पिछली आप बीती भी बता दी। सिर्फ दो तीन मिन्ट की जांच के बाद लगभग घोषणा के अंदाज में डाक्टर ने बताया कि वह गर्भवती है। उसने डाक्टर को हैरानी से देखा और भागती हुई बाहर निकली। वह भागती जा रही थी कि अस्पताल के गलियारे में उसे पुराना डाक्टर मिल गया। डाक्टर ने मरीज को पहचान लिया तथा घबराहट का कारण पूछा तो उस औरत ने बतायाः "मेरी उसी समस्या का कारण नए डाक्टर ने गर्भवती होना बताया है"। यह जानकर पुराने डाक्टर के आश्चर्य का ठिकाना न रहा। उसने महिला को शांत होने को कहा तथा वहीं बैंच पर बिठाया। स्वमं नए डाक्टर के पास चला गया। कमरे में उसने देखा कि नया डाक्टर कुछ लिखने में व्यस्त है। उसे देखते ही पुराना डाक्टर बरस पड़ा। "तुम्हारा दिमाग घूम गया है, जो महिला 65 साल की है, 4 बच्चों की मां तथा 8 बच्चों की दादी मां है। उसे तुम ने बताया कि वह मां बनने वाली है, हद हो गई"। तुम्हारी पढ़ाई कहां चली गई? इतना सुनकर भी डाक्टर ने अपना लिखना जारी रखा और उसे अपना सिर झुकाए झुकाए जबाव दिया। **"सर यह वही महिला है न, जिसकी पिछले 4 सप्ताह से हिचकी बंद नहीं हो रही थी। आप लोग सारे इलाज करके हार गये थे, फिर भी उसे दवाई पर दवाई दिये जा रहे थे तथा सारे इलाज करके हार गए थे। क्या आपने ध्यान दिया कि इलाज के मेरे तरीके से उसकी हिचकी पूरी तरह से बंद हो चुकी है"।**

सारांशः- भौतिक दवाई का असर होते होते होता है, साथ साथ नया रोग भी पैदा हो जाता है। तथा समय भी लगता है परन्तु मानसिक दवाई ने तत्काल असर दिखा दिया। यह बात आम प्रचलित है कि अमुक डाक्टर इतना अच्छा

है कि उससे मिलने मात्र से ही आधी बीमारी दूर हो जाती है और हमें भी वही डाक्टर अच्छे लगते हैं।

साभारः- "ज्ञान का झरना"

आर. के. डोगरा.

- मरने पर स्वर्ग मिलेगा का पूरा भरोसा होने पर भी कोई मरना नहीं चाहता।

- कसम खा कर ही सच नहीं बोला जाता लेकिन यदि सच बोलना है तो कसम की क्या आवश्यकता?

- छोटे सिक्के, कम कीमत के, बहुत शोर मचाते हैं परन्तु नोट जो कि ज्यादा कीमत के होते हैं कोई शोर नहीं मचाते।

- जीभ में कोई हड्डी नहीं होती फिर भी इतनी शक्तिशाली होती है कि हड्डियों के बीच छुपे हुए दिल के टुकड़े टुकड़े कर देती है।

- पाँचों अंगुलियाँ बराबर नहीं होतीं परन्तु जब झुकती हैं तो बराबर हो जाती हैं।

- नासमझ लोग ही घर बनाते हैं परन्तु समझदार लोग उन घरों में रहते हैं।

- जो वस्तुयें अच्छी भली होने पर भी एक साल उपयोग में नहीं लाई तो तो उसको त्याग दो या घर के बाहर रख दें

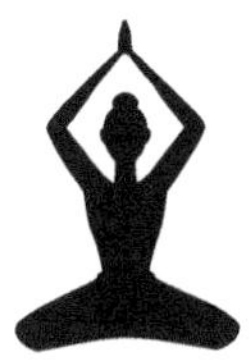

24. ज्ञान की बातें

1. सोने (नींद) से पित्त का, वमन करने से कफ का, उपवास करने से बुखार (ज्वर) का नाश होता है, व शरीर में मालिश करने से वायु व अकड़न कम होती

2. आरोग्य रहने का अति उत्तम साधन है ब्रह्मचर्य। अर्थात वीर्य रक्षा। अतः मन, वचन तथा कर्म से संयम वीर्य की रक्षा करनी चाहिए।

3. "होई" माता के व्रत से पहले मूली व गन्ना न खाएं। व्रत इसीलिए है कि होई के बाद, हम मूली व गन्ना खाना आरम्भ कर सकते हैं।

4. मुंह ढक कर तथा कमरे बंद करके न सोएं। ऐसा करने से स्वास्थ तो बिगड़ता ही है तथा अनेकों रोगों को निमत्रंण भी होता है।

5. जिनकी तृष्णा (लालच) बढ़ी हुई है वह धनवान होते हुए भी दरिद्र हैं। मानसिक रोगी होने से धनवान और दरिद्र में अंतर नहीं रहता।

6. सभी जीव धारियों की ओर अपने जैसा ही समभाव रखें। उनको भी किसी प्रकार का कष्ट न दें। कीड़े मकोड़े, चींटीं, विच्छु सांप इत्यादि भी उस ईश्वर की रचना हैं।

7. विषैले जीव भी इस धरती पर इसलिए हैं, क्योंकि वो धरती, वायु तथा जल से विष अपने में सोख लेते हैं, तभी तो वह विषैले होते हैं, उनको कभी नहीं मारना चाहिये।

8. सुख व दुख में समभाव रहना चाहिए। दूसरों की उन्नति से ईर्ष्या नहीं और अवनति से उल्लास नहीं।

9. किसी की बुराई कभी न करें। यदि प्रशंसा से किसी को प्रसन्नता होती है वो जरूर करें। ध्यान रहे कि झूठी प्रशंसा कभी न करें।

10. सूर्य की ओर मुख करके मल मूत्र त्याग न करें इससे कोढ़ होने का भय बना रहता है। सूर्य की किरणें अपूर्व बलकारी हैं तथा आरोग्यकारक हैं। करोना के समय जब सब कुछ बंद था तो लोग धूप में समय बिताते थे। उससे लोगों की कई बीमारियां ठीक हो गईं जैसे कि गठिया, शरीर की अकड़न, घुटनों का दर्द इत्यादि।

11. प्रातः काल ओस की बूंदों से लदी हरी घास पर नंगे पांव टहलना स्वास्थ के लिए लाभदायक है। इससे सिर पीड़ा, गले की पीड़ा, पुरानी सर्दी नहीं होती तथा नेत्र ज्योती में लाभ होता है।

12. गन्ने का रस गर्मियों में कभी नहीं पानी चाहिए, चाहे वर्फ या फिर पुदीना क्यों न डाला हो। गर्मियों में गन्ने का रस जहर के समान होता है। जिन सज्जनों ने गर्मियों में रस पिया होगा उन को याद होगा कि रस पीने के बाद छाती में अनबुझी प्यास लगी होगी।

13. जो मनुष्य रात को बायीं करवट सोते हैं, दो बार भोजन करते हैं, छः बार (लगभग) मूत्र त्याग करते हैं तथा संयम से रहते हैं, वे दीर्घायु होते हैं।

14. त्रिदोष (वात, पित और कफ) की अधिकता या न्युनता ही रोग है और उनको समान अवस्था में लाना ही आरोग्य होना है उसके लिये सात्विक भोजन वह भी भूख रख कर करना चाहिए।

15. शरीर में किसी समय, कोई कष्ट होने पर (सिर शूल, हृदय शूल इत्यादि) चलते स्वर को बदल कर दूसरा स्वर चलाने से कष्ट दूर होता है। बाईं करवट लेटने से दायां स्वर और दाईं करवट लेटने से बायां स्वर सक्रिय होता है। अर्थात जिस करवट लेटे हैं तब ऊपर का स्वर सक्रिय हो जाता है और कब्ज से जल्दी ही आराम मिलता है (बिना किसी दवाई के)।

16. यदि सिर दर्द हो और कारण गैस हो तो पेट के नीचले भाग पर गीले तौलिये से लपेट दें, थोड़ी देर (आधा घंटा) में गैस व सिर दर्द ठीक हो जाएगा।

17. जो मनुष्य दिन में चन्द्र स्वर (बांया) तथा रात को सूर्य स्वर (दांया) चलाता है वह दीर्घायु होते हैं।

18. भोजन में हरी सब्जियों का प्रयोग ज्यादा तथा खुश्क सब्जियों (दालों) का प्रयोग कम करता है वह नाना प्रकार के रोगों से मुक्त रहता है।

19. उत्तर की ओर सिर करके नहीं सोना चाहिए।

20. लम्बी आयु के लिए ब्रहममुहूर्त में जागना चाहिए।

21. रात को तांबें के पात्र में रखा हुआ पानी थोड़ी से पीसी हुई हल्दी डाल सुबह बिना कुल्ला किए पीना चाहिए। कुल्ले से पहले व हल्दी से पहले, यह थूक आँखों में डाल लें।

22. दांतों की रक्षा के लिए दातुन का ब्रश दूसरे ब्रश से कई गुणा अच्छा है। इससे मसूड़े न दांत छोड़ेंगे व न ही दांत नंगे होंगे, न बुढ़ापे में दांत लम्बे होगें।

23. नित्य तेल मालिश (सरसों का तेल) करने से चमड़ी की चमक बनी रहती है तथा चर्म रोग भी नहीं होता।

24. प्रातः काल योग या व्यायाम करने से शरीर फुर्तीला बना रहता है। बुढ़ापे की झुरियों नहीं तथा चेहरे की चमक बनी कहती है।

25. जहां तक हो सके ठंडे पानी से स्नान करना चाहिए। ठंडे पानी से नहाने से शरीर गर्म हो जाता है। सर्दियों में गंगा मैया के किनारे रहने वाले नागे साधु, सर्दी लगने पर गंगा में डुबकी लगा कर बाहर आ जाते हैं। इससे उनकी सर्दी दूर हो जाती है और शरीर गर्म हो जाता है।

26. सोते समय बिना चीनी डाले, थोड़ी हल्दी डाल कर गर्म दूध पीना चाहिए।

27. भोजन के पश्चात धीरे धीरे टहलना चाहिए। सोते समय बाई करवट लेटें।

28. मादक वस्तुएं से परहेज़ करें।

29. मांस, मच्छी व अंडा के प्रयोग से काम, क्रोध व वासना बढ़ती है।

30. शराब से दूर रहें क्योंकि इससे मस्तिष्क, फेफड़े, हृदय, लीवर और गुर्दों को हानि पहुंचती है।

31. स्वास्थ्य रक्षा के लिए नित्य संतुलित, समिश व सातविक हितकर भोजन, भूख रख खाएं।

32. जहां तक हो सके दवाई से बचाव करें। अपने आप को स्वयं नेक सलाह से ठीक होने के लिए प्रेरित करें। जिसे हम Autosuggestion द्वारा Self Healing से प्रेरित करना कहते हैं।

उपवास

उपवास: पाचन तंत्र को शक्ति प्रदान करता है।

उपवास: पाचन संस्थान की स्वस्थता एवम् आरोग्यता की पहली शर्त है।

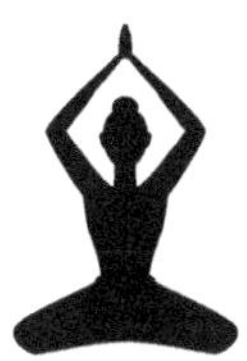

25. लक्ष्य

वेद गंगाधर (V.G.) बहुत मेहनती, होशयार व होनहार लड़का था। तीन साल की उम्र में स्कूल जाना आरंभ किया। उसकी विलक्षण प्रतिभा की जितनी प्रशंसा की जाए थोड़ी थी। धीरे धीरे उसने नए कीर्तिमान स्थापित करना आरंभ कर दिये। उसके माता पिता ऐसे बेटे पर गर्व करने लगे तथा उसकी अच्छाई बधारते थकते नहीं थे।

जैसे बेटा पढ़ाई में आगे बढ़ा, माता-पिता ने उसको लक्ष्य दे दिया। वह भी यही लक्ष्य कि सब कुछ छोड़ सिर्फ पढ़ाई इसलिए की जाए कि ऊंची से ऊंची वेतन की रकम मिले। धीरे धीरे V.G. अंतर मुखी होता गया। घंटों बैठने से शरीर में स्थूलता आती गई। उठना, बैठना, खेलकूद व मिलना जुलना छूटता गया। रिश्ते नाते भी छूट गए। पढ़ाई में उसका सानी न था। देखते ही देखते (Gold Medallist) भी बन गया। आई.आई.टी (I.I.T) में दाखिला मिल गया। V.G. जिस रास्ते पर लगन से चल पड़ता तो चलता रहता। अब उसे विश्वास हो गया था कि सब से बड़ा Pay Package उसी को मिलेगा। और मिल भी गया। इसी दौड़ में वह अपनी शरीर, रहन-सहन, संस्कार यहां तक कि माता पिता को भी भूलने लगा। शरीर बेडोल होने लगा। इसी दौड़ में उसे एक बड़ी कंपनी में C.E.O का पद मिल गया। C.E.O का अर्थ है, Chief Executive Officer जोकि कंपनी में सबसे बड़ा आफिसर और सब मैनेजरों का भी मैनेजर

यहां पद, पैसा व प्रतिष्ठा सब कुछ मिल गया। यह वह लक्ष्य था जो माता पिता ने उसमें कूट कूट कर भरा था। इस स्थान पर पहुंच कर जब वह आफिस जाता तो चहल पहल उसके चारों ओर होती। छोटा बड़ा सब सलाम बजाते। वेद गंगाधर (V.G.) अर्थात Very Good बन गया था।

और V.I.P (Very Important Person) बन गया था। उससे मिलने के लिए पहले समय लिया जाता था।

लेकिन, लेकिन......... लेकिन घर पर आने पर अकेला रह जाता था। बात करने के लिए कोई भी नहीं था। पहले माता पिता कहते थे कि बेटा अब शादी कर ले समय बीतता जा रहा है। तब उसका उत्तर था कि लक्ष्य सर्वोपरि है। परन्तु अब लक्ष्य मिला तो जीवन साथी नहीं क्योंकि वह लक्ष्य में नहीं था।

एक तो स्थूल शरीर दूसरा उम्र 40 पार। ले दे के शादी तो हो गई लेकिन V.G. के माता पिता पोते पोतियां को मुख देखने को तरस रहे थे। रहीमन के शब्दः "ऋतु आए फल होय" लेकिन यहां तो ऋतु निकल चुकी थी। V.G. के माता पिता आस आस में स्वर्ग सिधार गए। वह V.G. जो कभी हीरा था आज कोयला/खंडहर बन गया था क्योंकि नीरस जीवन में, जीवन-संगनी भी साथ छोड़ गई। कहते हैं कि खंडहर में कोई नहीं बसता यह भी सब झूठ है क्योंकि इस V.G. के खंडहर में कई बीमारियां बस गई थीं। अब V.G. का अगला लक्ष्य था शिवपुरी जिसकी ओर वह अग्रसर था और वह भी किसी समय ही।

सारांशः - वैसे तो हरेक जीव का लक्ष्य ही शिवपुरी है। पद, पैसा, प्रतिष्ठा तो इस लोक में अपने लिए है परन्तु परलोक, समाज व देश के लिए क्या किया? उत्तम श्लोक:-

"धर्मार्थकाम मोक्षाणांम अरोगम्मूल मुतमम्"।

इन चार कार्य में से उस V.G. ने अर्थ (पैसा) के अतिरिक्त कोई काम नहीं किया और तो और उस अर्थ का भी कोई वारिस नहीं।

साभारः ज्ञान का गुलदस्ता

राज कुमार डोगरा

सप्त चिरंजीवी "अश्वथामा, राजाबलि, वेदव्यास, हनुमान, विभिषण, कृपाचार्य, परशुराम" ये महाचिरंजीवी ....

जुकाम

मुझे कई सालों से जुकाम नहीं हुआ है जबकि अंग्रेजी में इसे common cold कहा जाता है, कियोंकि मैंने योग आरम्भ किया है और साथ ही भोजन भी आधा कर दिया है भोजन की कमी को पूर्ण करने के लिये फल और सलाद भी जोड़ दिये हैं।

देखा गया है कि जुकाम की दवाई (आयुर्वेद) खा लो तो जुकाम एक सप्ताह में ठीक हो जाता है और यदि दवाई ना खाओ तो जुकाम सात दिन में ठीक हो ही जाता है।

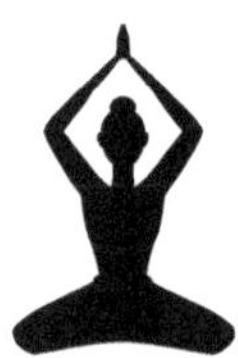

26. आन्त्रपुच्छ (Appendicitis)

यह आन्त्रपुच्छ छोटी आंत तथा बड़ी आंत के जोड़ पर स्थित है। भोजन में जो अशुधि होती है वह धीरे धीरे इस आन्त्रपुच्छ की थैली में जमा होता रहता है। जब हम पांव के बल बैठते हैं तो यह थैली अपनी जंघा से दबती है जिससे यह थैली बड़ी आंत में खाली हो जाती है तथा इस थैली की अशुधि मल के साथ-साथ शरीर से बाहर हो जाती है। जब कब्ज भी हर दिन की रहती है तो शरीर में इस अशुधि की गति व मात्रा बढ़ जाती है।

मैं पहले भी बता चुका हूं कि कोई भी बीमारी अचानक व एकदम से नहीं आती उसके चिन्ह लक्षण - शरीर में अपना रंग रूप दिखाना आरंभ कर देते है:-

कहावत भी है **"Coming events forecast their shadows before"**

- कब्ज लगातार बनी रहती है।

- जीभ पर सफेद परत बनी रहती है।

- भूख नहीं लगती है।

- सांस में बदबू होना।

- बुखार बार बार होना।

- दांई ओर पेट में दर्द होना जो कभी बढ़ जाता है तो कभी कम हो जाता है।

- लम्बे समय तक कब्ज रहना।

- Non- Vegetarian भोजन

- दवाइयों का अधिक सेवन।

- कोई शरीर की चुस्ती, फुर्ती का कार्य या व्ययाम नहीं।

- बैठने का अधिक काम।

- पौष्टिक भोजन नहीं करना।

- प्रोटीन अधिक हरी सब्जियां कम।

- पानी का कम उपयोग।

- राजसिक व तामसिक भोजन का अधिक सेवन।

- फल व सलाद का उपयोग कम से कम।

- CRAP भोजन की अधिकता।

- व्रत कभी भी नहीं रखना इत्यादि।

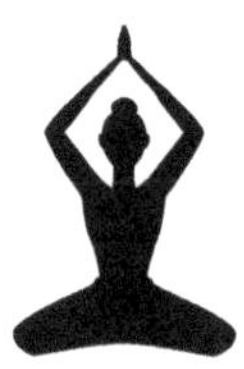

27. संतुलित भोजन

संतुलित भोजन की चाह में हम बहुत कुछ या सब कुछ एक ही बार में खा जाना चाहते हैं चाहे वह बेमेल ही क्यों न हो। यदि इन बेमेल खानों की सूची बनाई जाए तो बहुत लम्बी बन जाएगी तथा याद रखना भी कठिन हो जाएगा। अतः यह सवाल प्रकृति मां से पूछा जाए कि क्या खाऊं? प्रकृति मां से इसलिए क्योंकि उसने ही सभी जीवों को इस धरती पर उतारा है और वह भी हरेक के भोजन का प्रबंध करके ही। हम भी और जीवों से अलग नहीं है। तो प्रकृति मां का उत्तर होगा कि जैसा भोजन और प्राणियों को दिया है वैसा ही मनुष्य को भी तथा आप भी वैसा ही खाओ। इस को थोड़ा और विस्तार से सोचा जाए तो मनुष्य को छोड़ कर बाकी सभी प्राणी, (जिनमें प्राण हैं और वे जीवित हैं) प्रकृति मां ने जैसा भोजन दिया है वैसा ही खाते हैं और वही भोजन शरीर का पोषण करता है। इससे बाकी सभी प्राणी (मनुष्य को छोड़कर) जलचर, नभचर और स्थलचर स्वस्थ रहते हैं। और वह भी बिना डाक्टर, वैद्य और दवाई के। किन्तु हम लोग अपनी जीभ के स्वाद के लिए न जाने क्या क्या परिवर्तन करके उसी पौष्टिक भोजन को निर्जीव व विषैला बना लेते हैं और इसी भोजन का प्रभाव है कि हम विभिन्न बीमारियों से ग्रसित हो जाते हैं तब दौड़ आरंभ होती है डाक्टर, अस्पताल, स्पैशलिस्ट व सुपर स्पैशलिस्ट अस्पताल की।

प्रकृति मां की गोद में वैसे कोई भी बीमारी हमें छू नहीं सकती। ठीक वैसे ही जैसे अन्य प्राणी इस धरती पर हैं। **हमारे गलत खान-पान व रहन-सहन से विजातीय द्रव्य हमारे शरीर में संचित भी हो जाते हैं तथा इन विजातीय द्रवों (toxins) को शरीर से बाहर धकेलने, शरीर की अपनी चेष्टा को रोग कहते हैं।** इन रोगों को समाप्त करने के लिए हमारे शरीर में दवाइयों की दुनिया भर की सभी फैक्टरियों हैं जो कि स्वचलित अर्थात

automatic हैं जब जरूरी दवा की कमी होती है तो फैक्ट्री विशेष स्वतः चल कर जरूरत अनुसार दवाई बना कर स्वतः ही बंद हो जाती हैं। जबकि बाहर की फैक्टरी की दवा हानिकारक होने के साथ हमारी अपनी शरीर की फैक्टरी को बंद करने की कोशिश करती हैं। योग के साथ इन शरीरिक फैक्टरियों को चालू हालत में रखें जोकि प्रकृति मां ने हमें शरीर के साथ प्रदान की हैं।

अब सोच जाती है कि हमारा भोजन क्या हो जो शरीर का पोषण भी करे, स्वाद भी दे तथा दोषमुक्त हो। इसी से बात यहां आकर अटक जाती है कि क्या खाएं तथा क्या न खाएं। इस पर बार-बार सोच कर अंतर-मन से उत्तर पूछा जाए तो उत्तर आपको स्वयं मिल जाएगा। बड़े बुजुर्ग बता देते थे कि फलां-फलां भोजन नहीं करूगां, कारण गैस करते है, पेट पचाता नहीं, कमर दर्द हो जाता है या फिर कब्ज हो जाती है इत्यादि।

सभी की सुविधा के लिए कुछ गिने चुने विवरण नीचे दिये जा रहे हैं कि कौन कौन से भोजन का मेल है।

1. दूध के साथ आम (मीठा या पक्का हुआ) लाभदायक, स्वास्थय व शक्तिवर्धक है।

2. केले के साथ इलाइचीः केला पौष्टिक भोजन है और इलाइची केला पचाने में सहायक।

3. अमरूद के साथ सौंफ: अमरूद कब्ज तोड़ता है तथा सौंफ अमरूद पचाने में सहायक।

4. चावल के साथ दही, मड्ढा, नारियल यह मिश्रण अति गुणकारी।

5. दही साथ बथुआ बहुत लाभकारी है।

6. खाने के साथ प्याज़ः भोजन पचाता है। LDL कम करके HDL बढ़ाता है। प्याज़ भूख भी बढ़ाता है तथा नींद अच्छी आती है।

7. सोने के समय दूध के साथ हलदी (Golden दूध) लेने से हड्डियां मजबूत बनती हैं। गठिया वालों के लिए वरदान स्वरूप है। चोट लगने पर (बाहर या अंदर) बहुत ही लाभदायक है।

8. हमारा भोजन सात्विक (सादा प्राकृतिक, बिना किसी मिर्च मसाले के) होना चाहिए।

9. भोजन पका हुआ खाने से पहले कच्चा सलाद लेना चाहिए, वह भी लगभग एक से आधा घंटा पहले। यानि कि कच्चा पहले, पका हुआ बाद में।

10. मूली सिर्फ सीजन में खाएं। मूली के पत्ते भी साथ में खाएं। मूली भोजन पचाती है और पत्ते मूली पचाते हैं।

11. भोजन के साथ पानी नहीं पीना चाहिए। पानी पाचक रस को शांत व पतला कर देता है तथा पाचक अग्नि को भी कम कर देता है। अतः भोजन नहीं पचता। अतः पानी वर्जित है। इसलिए कहा गया हैः- "भोजन अंतः वारी विषम्" (यहाँ वारी का अर्थ है पानी)

विशेषःभोजन में मिर्च मसाले न हो तो पानी को स्वतः ही मन नहीं करेगा।

1. प्रकृति मां ने जैसा भोजन अपने प्राणियों को उनकी प्रकृति के अनुरूप प्रदान किया है वैसा ही सोच कर हम मनुष्य भी सोच समझ कर अंतरमन से भोजन ग्रहण करें तो स्वस्थ रहेगें तथा लंबी आयु जिएंगें।

2. आजकल की देन... बच्चे (उम्र न पूछो) मधुमेह के रोगी, कमजोर दृष्टि, हृदयरोगी, छोटा कद, स्थूल शरीर इत्यादि अनेक रोगों से ग्रसित हैं जोकि उन्हें उनके माता पिता से विरासत से मिले हैं।

3. ये विभिन्न रोगों से ग्रसित बच्चे मानसिक रोगी भी होते हैं। आगे चलकर इन्हीं "बच्चों के बच्चों" के स्वास्थ्य के बारे में सोचकर रोंगटे खड़े हो जाते हैं। ये बच्चे तो बीमार हैं ही ऊपर से भोजन भी न्यूनतम स्तर का। आगे चल कर इन "बच्चों के बच्चे" समय आने पर कितने हृष्ट-पुष्ट होगें यह सोच कर मन घबरा जाता है।

सारांशः- मरना तो अपने बस की बात नहीं परन्तु जीने के लिए भी कुछ नहीं करते।

सावधानः- अभी समय है, इस ओर ध्यान दें।

भोजन प्रकार

1. सात्विक:- सादी सब्जिओं का भोजन।

2. राजसिक:- तले व तैलीय गरिष्ट भोजन।

3. तामसिक:- मांसाहारी भोजन व बासा गला सड़ा।

क्रोध

1. सात्विक:- वह, जो माता पिता अपने बच्चों पर।

2. राजसिक:- वह, जो अधिकारी काम के लिये स्टाफ पर।

3. तामसिक:- वह, जो बिना बात के झगड़ा करना।

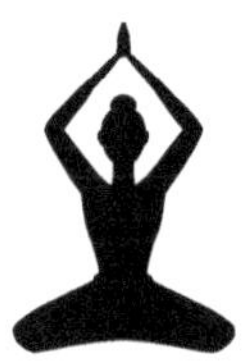

28. सिर दर्द

नर्स देवयानी का 4:30 बजे शाम फोन आया कि अंकल सिर दर्द बहुत है क्या करना चाहिए। मैंने कहा: "सिर दर्द की गोली खा लो"।

नर्स: नहीं, मैंने गोली नहीं खानी, कोई और रास्ता बताओ।

मैंने: अच्छा फिर बताओ कि सिर दर्द क्यों हुआ तथा क्या खाया?

नर्स: सुबह सब्जी व दो चपाती, दोपहर को सब्जी व दो चपाती।

मैंने: इससे सिर दर्द नहीं हो सकती, कुछ और खाया गया है जिससे गैस बनी और सिर पर असर हुआ।

नर्स: हां हां याद आया, अस्पताल में पार्टी थी जिसमें समोसे व बर्फी खायी थी।

मैंने: कारण तो स्पष्ट हो गया। योग की क्लास बताया गया था कि CRAP भोजन न खाया जाए तो आपने उसका पालन नहीं किया। उसका नतीजा तो गैस होना ही था, जिससे सिर दर्द स्वभाविक है।

उपाय: आप पेट पर ठंडी लपेट कर लो। एक टर्किश टावल लो, उसको गीला कर निचोड़ कर अपनी नाभि के नीचे वाले पेट (पेड़ू भाग) पर लपेट लें और उस पर गर्म कपड़ा या शाल लपेट लें। ध्यान रहे कि खाने को 2-3 घंटे हो गए हों। कम से कम आधा घंटा लपेटे रहना चाहिए। लगभग दो घंटे बाद रिपोर्ट पूछने पर बताया कि अंकल किस बात की रिपोर्ट दूं? सिरदर्द के बारे में याद कराया तो बताया कि वह भूल चुकी है कि ऐसी वैसी कोई शिकायत है। उसने आगे बताया कि ठंडी लपेट अब भी लगी हुई है और वह घर का काम कर रही है, वह सिर दर्द भूल चुकी है।

सारांशः बिना गोली के, किडनी को बिना हानि के, सिरदर्द ठीक हो गई। यह खान-पान रहन-सहन का कमाल है।

अनहोनी

चिन्ता वाको कीजिए जो अनहोनी होय।

होनी तो होकर रहे अनहोनी न होय।।

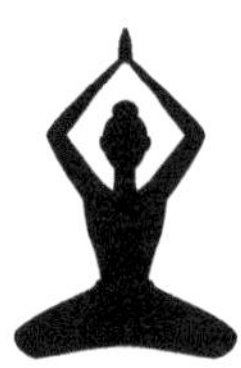

29. वमनः स्त्रियों के गर्भधारण पर

आओ विचार करें कि वमन/उल्टी/कै, क्यों उन स्त्रियों को आती हैं जब वे गर्भ धारण करती हैं। वैसे सभी को तभी पता चलता है कि वह गर्भवती है।

प्रकृति मां से पूछा जाए कि उसने यह क्रिया बीच में क्यों डाल दी है? विचार करते करते इस नतीजे पर पहुंचे कि प्रकृति माँ ने भ्रूण के बचाव के लिए शरीर को शुद्ध करने का बीड़ा उठाया है। ये वमन, शरीर द्वारा अपने आप शरीर की शुद्धि की चेष्टा है, ताकि आने वाला बच्चा निरोग व हृष्ट पुष्ट हो।

पहले भी बताया गया है कि कोई भी रोग शरीर का, शरीर द्वारा अपनी सफाई का कार्यक्रम है। परन्तु हम लोग भाग पड़ते है किसी डाक्टर वैद्य, या हकीम की ओर। और यदि परिवार सम्पन्न है रूपयों का बैंक बैलेंस बड़ा है तो बड़े से बड़ा डाक्टर या फिर अस्पताल, क्योंकि वमन बंद होने चाहिए फीस की कोई बात नहीं।

हम इस बात से अनभिज्ञ है कि यह शरीर की अपनी शुद्धि क्रिया है। जब हम इस शुद्धि क्रिया में बाधा डालते हैं अर्थात ये विकार (Toxins) जो वमन द्वारा बाहर निकलने थे वो रोक दिये जाएँ, यह उस प्राकृति माँ की चेष्टा है कि आनी वाला जीव दोष रहित हो। परन्तु वमन रोकने से विकार फिर शरीर में रुक जाते हैं। उस का गलत प्रभाव आने वाले बच्चे पर पड़ता है और बच्चा इस संसार में अनेकों रोगों से ग्रसित होकर आता है। अकसर देखा गया है कि ऐसा बच्चा बाद में पैदा होता और माता पिता उसको डॉक्टर को दिखाने के लिये तैयार रहते हैं जो परिवार जितना सम्पन्न बच्चा उतना ही रोग ग्रसित होगा। वह सम्पन्न परिवार उतनी दवाइयों से रोगों (the so called रोग) के इलाज करवाने में समर्थ है यह बात अलग है कि रोग कितने समाप्त हुए? अकसर यह भी होता है

रोग नया रूप व नाम लेकर प्रकट होते जाते हैं। मज़दूर, स्त्री व पुरुष, जिनका भोजन सात्विक (सादा) हो तथा जीवन शैली भी संघर्षमय हो वे कम से कम विकार संचित करते हैं वमन इत्यादि से मुक्त रहते हैं। उनका प्रसव भी प्रकृतिक और बिना उलझन के हो जाता है।

एक उदाहरण ले लेते हैं, "ऐनक वाले बच्चे"। आज एक होड़ सी लगी हुई है कि किस का बच्चा, कम से कम उम्र में ऐनक लगवाता है। जिधर देखो छोटे छोटे बच्चे ऐनकें लगाए दौड़ते दिखाई पड़ते हैं, कभी ऐनकें सम्भालते कभी अपनी निक्कर सम्भालने की चेष्टा में। जब उनके माता पिता से पूछा जाता है तो उत्तर होता है, "हमारे बच्चे को कम दिखाई देता है क्लास में ब्लैक बोर्ड भी दिखाई नहीं देता तो चलो ऐनक से पढ़ाई में सुविधा है"।

अब सोच जाती है कि इस छोटे से बच्चे ने क्या गलती की जो इसकी दृष्टि कमज़ोर हो गई? सोचते सोचते इस निष्कर्ष पर पहुंचा हूं कि गलती तो इनके माता पिता की है:-

1. खान-पान सात्विक नहीं।

2. गर्भ धारण के समय वमन नहीं होने दिये अपितु दवाई देते रहे।

3. पेट में, बच्चे का विकास, CRAP FOOD से हुआ।

4. गर्भ धारण के बाद भी माता पिता ने ब्रह्मचर्य का संयम नहीं रखा।

अतः बच्चा इस संसार में रोगों सहित आया। जैसे जैसे बच्चा बड़ा होता जाएगा, उसकी, माता पिता से प्राप्त बीमारियां भी बड़ी होती जाएंगी और एक के बाद एक उभरती जाएँगी। तब दौड़ लगेगी- डाक्टरों की, अस्पतालों की व दवाई-खानों की जो जीवन प्रयन्त नहीं छूटनेवाली तब ये परिवार सरकार से मांगेगा 5 या 10 लाख का बीमा इत्यादि। मांग में होंगी - अस्पताल से मुफ्त में दवाइयां अर्थात रोगों को दबाने की चेष्टा, जिससे रोग नया रूप लेकर उभरेगें।

विशेष: ओज का बचावः- आज कल डाक्टर कहते सुने गए हैं कि अति कामुक होना कोई बुरी बात नहीं, यहां तक कि हस्तमैथुन को भी उचित ठहराते हैं।

विषय-वासना से मुक्ति सहज ही मिलेगी, ऐसे भ्रम में जो रहता है, वह स्वयम् अपनी कब्र खोदता है। उदहारण: ऐसा ही महाराज ययाति (ऋषिओं में से एक) ने कहा है: वे बूढ़े हो गए थे परन्तु उन्हें वासना तृप्ति नहीं हुई थी, इसलिए उन्होनें अपने बच्चों से जवानी मांगी। सब से छोटे बच्चे ने दे दी। जवान हो कर दुबारा भोग विलास भोगा, परन्तु फिर भी उनकी तृप्ति नहीं हुई। फिर महाराज ययाति ने अपना अनभुव बताया:- "काम के उपयोग से काम पिपासा कम नहीं होती। घी से जैसे अग्नि बढ़ती है, वैसे ही काम पिपासा बढ़ती चली जाती है। चाहे शक्ति घट जाए, इच्छा बढ़ती ही रहती है।

– संत विनोवा भावे।

जल जाने पर: घरेलू उपचार

- यदि छोटा बच्चा गलती से आग में झुलस जाए तो असली शहद जली हुई जगह पर लेप कर देने से जलन तुरन्त शांत हो जाती है।

- आग से जलने पर शरीर कहीं सफेद हो जाए तो त्रिफला (हरड़, बेहड़ा, आंवला) पानी में पीस कर उस जगह पर लगाने से कुछ दिनों में असली रंग आ जाएगा।

- जल जाने पर शरीर में सफेद दाग पड़ जाएँ तो जामुन की पत्तियां पीस कर उस जगह लगाने से दाग मिट जाते हैं।

- यदि ज्यादा शरीर जल जाए तो प्रभावित अंगों को तब तक पानी के टब या टंकी में बैठाए रखें जब तक जलन समाप्त न हो जाए।

- यदि जलने से घाव हो जाए तो रतनजोत (पंसारी की दुकान से) को पीस कर महीन बना लें, नारीयल के तेल में मिलाकर घाव पर लगा देने से घाव जल्दी ठीक हो जाएगा तथा दाग भी नहीं पड़ते।

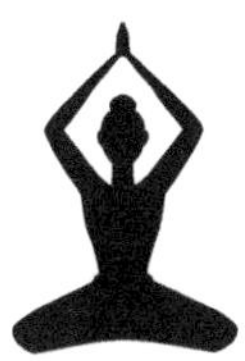

30. आंख का पर्दा

एक दिन मेरा मोबाइल असमय बोल उठा जोकि अक्सर ऐसे ही होता है, मेरे पूछने पर कि कौन बोल रहा है तो उत्तर आया कि मैं हरिकृष्ण, सेक्टर-2 वाला, जालंधर के नामी आंखों के अस्पताल से बोल रहा हूं। मैंने कहा कि मैं क्या कर सकता हूं आपके लिए? हरिकृष्ण: क्या योग अब भी चलता है? मैंनेः क्यों भई बंद क्यों करना? अब योग ही तो हमारी जीवन शैली बन कर रह गई है। क्यों आप ने क्यों पूछा? हरिकृष्ण: सर जी, मैं पिछले दो साल से दर दर भटक रहा हूं, कारण मेरी दाईं आंख का पर्दा (Retina) स्थान भ्रष्ट हो गया है तथा दाईं आंख से कुछ नहीं दिखता। हर बार स्कैन के लगभग चार हजार खर्च होते हैं। मैंने आज परेशान होकर डाक्टर से पूछ ही लिया कि मेरी इस आंख का कोई पक्का इलाज नहीं क्या? तो आंख के माहिर डाक्टर ने कहा, भई चिन्ता मत करो, तीन इलाज हैं जो चाहो, उसको अपना लो। नंबर एक: मेरी दवाई डालते रहो और दवाई डालते रहो, नंबर दो: आप्रेशन करवा लो जिसमें आंख के परदे को अपने स्थान पर स्थापित कर दिया जाएगा। एक और है नंबर तीन: वह है योग। श्री हरिकृष्ण जी ने योग पर हामी भर दी। लेकिन डाक्टर ने पूछ लिया कि योग कैसे करोगे तो हरिकृष्ण ने उत्तर दिया कि टी.वी. देख कर। तो डाक्टर ने टी.वी. देख कर योग करने से मना कर दिया तथा योग शिक्षक की देख-रेख में करो तो ठीक है।

हरिकृष्ण: मैंने उन्हीं के सुझाव अनुसार आपको फोन किया है कि क्या मैं योग की कक्षा में आ सकता हूं? मैंने पूछ लिया कि कब से आना चाहते हो? हरिकृष्ण: मैं तो कल से आ जाऊंगा तो मैंने उसको आसन में क्या क्या हो, कल आ जाओ तथा और बातें आमने सामने बैठ कर क्या करना तथा क्या नहीं करना के बारे में चर्चा करेंगे।

वादे अनुसार वह अगली सुबह बताए केन्द्र में समय पर पहुंच गया। आसन लगवा कर योग के बारे निर्देश बताए कि क्या खाना है और क्या नहीं खाना, कब खाना, कितना खाना। इसके अतिरिक्त नहा कर आना है वह भी यथाशक्ति ठंडे पानी से। मेरा अधिक ध्यान उसके चक्षु व्यायाम पर था जो कि बड़े प्रेम से समझा दिया साथ ही साथ **आई वाश कप्स** भी दे दिए तथा उपयोग भी बता दिया।

साथ ही साथ उसके क्रियाओं पर ध्यान रखा कि ठीक ढंग से आसन, चक्षु व्यायाम तथा प्राणायाम करे। मैंने पाया कि वह सचमुच करना चाहता है।

पहले ही महीने उसको फर्क लगने लगा। हरिकृष्ण ने तिथि अनुसार अपने डाक्टर के पास अपने आपको पेश कर दिया। डाक्टर ने कहा कि एक ही महीने में काफी लाभ हुआ है। अब तीन माह के बाद आना। हरिकृष्ण फिर तीन माह के बाद गया डाक्टर ने उसे बिल्कुल ठीक बता दिया। और हर्किशन ने क्लास में बताया कि अब वह बिल्कुल ठीक है।

हरिकृष्ण ने भोजन में परिवर्तन किया तथा चक्षु वाश कप का उपयोग किया तथा अलग अलग चक्षु व्यायाम किये जिससे उसके दो साल के कष्ट का भी निवारण हो गया और वह भी मात्र चार माह में।

रोगी योग की तरफ तब तक नहीं जाते जब तक डाक्टर सलाह नहीं देता। अब तो पाया गया है कि अस्पताल व डाक्टरों ने योग करने की सलाह देना आरंभ कर दिया है। इसी तरह नामी अस्पतालों के कहने से, रोगी योग केन्द्र/केन्द्रों में आने आरंभ हो गये हैं और ये रोगी लाभ भी उठा रहे हैं। क्योंकि यह योग केन्द्र निशुल्क हैं अतः लोग बिना खर्च किये अनेकों लाभ पा रहे हैं।

मैं यहां बता दूं कि यह योग केन्द्र (भारतीय योग संस्थान, लक्ष्मी नारायण मंदिर, सेक्टर 2, तलवाड़ा टाउनशिप, पंजाब पिन 144216 (M) 9417344577 और भारतीय योग संस्थान, रोहणी सेक्टर-3, Delhi की देखरेख में कार्यरत हैं।

निरोगी काया

पहला सुख निरोगी काया। दूसरा सुख घर में हो माया।।

तीसरा सुख कुलवन्ती नारी। चौथा सुख पुत्र आज्ञाकारी।।

पाँचवा सुख भाई वलवीरा। छठा सुख राज में सीरा।।

सातवां सुख हो वास सुवासा। आठवां सुख हो पंडित पासा।।

नौवां सुख हो मित्र घनेरे। ऐसे नर नहीं जग बहुतेरं।।"

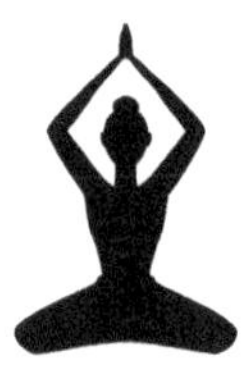

31. पेचिश

बात सन 1979 की है तब मैं मात्र 32 साल का था। घर से लगभग 75 किलोमीटर शहर गया था। वहां एक दोस्त मिल गया। उसके साथ चाय पी तथा चाय पीने के बाद अचानक पेट में गड़बड़ी लगी तथा मैंने अपना बैग दोस्त को दिया तथा पब्लिक संडास में घुस गया। कमोड पर बैठ कर लगा कि पेट ज्यादा खराब हो गया है। जैसे उठ खड़ा हुआ फिर हाजत हुई तथा दूसरी बार कमोड पर बैठ गया। इसी पांचवी बैठक उठक के साथ मन शंकित हो गया कि दोस्त क्या सोचेगा तथा 75 किलोमीटर घर कैसे पहुचूंगा। प्रकृति माँ से प्रार्थना की यहां से निकलने का उपाय सुझाए, क्योंकि यह उसी का दिया हुआ रोग है।

सोचते सोचते एक विचार कौंध गया कि पेट में भोजन सड़ गया होगा उससे गर्मी व गैस बनी होगी। उससे छुटकारा तो तभी होगा जब गर्मी शांत होगी। प्रकृति माँ से आगे का रास्ता दिखाओ का अनुरोध किया और वह भी उसने झटपट दिखा दिया। वह इस प्रकार थी: मैंने रुमाल गीला किया, पेडू के निचले भाग पर लगा दिया, साथ ही साथ अंडरवेयर भी गीला किया उसको रूमाल के ऊपर रख कर बांध लिया। उसके पश्चात् कमीज़ भी गीली की, अंडरवेयर के ऊपर कर दी तथा पैंट कस ली। थोड़ी देर ईश्वर की करनी पर विश्वास कर मन को समझाया कि पेट को ठीक कर दे। ईश्वर ने काम कर दिया और मैं अपने आप को स्वस्थ पा रहा था। वहां से निकला दोस्त से बैग लेकर उससे विदाई ली। मन में एक आत्मविश्वास ठाठें मार रहा था। तीन घंटे की बस यात्रा के पश्चात् घर पहंच गया परन्तु बिल्कुल ठीक था। रात का खाना भी खाया तथा अगली सुबह भी ठीक था। भगवान उस सर्वशक्तिमान प्रकृति मां का दिल से धन्यवाद करता हुआ सोच रहा था कि कैसे रास्ता दिखाया था?

हिम्मत

- ऐसी कथा है के दो मेंढक दूध की बाल्टी में गिर गए। दोनों ने निकलने का यत्न किया किन्तु सफल नहीं हो सके। उन में से एक तो हताश होकर डूब गया जब कि दूसरा बाल्टी में घूमता रहा घूमता रहा लगातार घूमता रहा। देखते ही देखते मक्खन का पेड़ा निकल आया। उसने मक्खन का पेड़ा देखा, उस पर बैठ छलांग मार कर बाहर आ गया। अतः हिम्मत नहीं हारनी चाहिए।

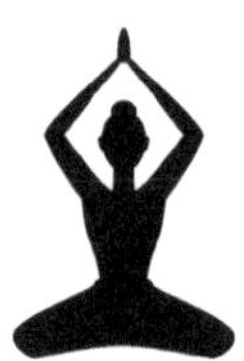

32. व्यायाम

व्यायाम के गुणों का बखान सदियों से होता आया है। ईसा से 600 वर्ष पूर्व, काशी में रचे गये आयुर्वेद में महान ग्रंथ सुश्रुत संहिता में इसे स्वास्थ का सौमित्र बताया गया है। मधुमेह के रोगियों को ऋषि वैद्य सुश्रुत ने हर रोज चार मील की सैर की नेक सलाह दी है। आयुर्विज्ञान ने यह सिद्ध कर दिखाया है कि नियमित सैर करने से रक्त संचार प्रणाली में रक्त संचार चुस्त दुरूस्त रहता है। दिल को खुराक देने वाली धमनियों में लचक बनी रहती है। स्वास्थ-वर्धक एच डी एल (HDL) कोलेस्ट्रोल में बढ़ोतरी होती है। इन्सुलिन का असर पहले से अच्छा बनने से ब्लड शुगर का लेवल कम होता है।

अमेरिका के मशहूर डाना फार्वर इंस्टीटयूट में डाक्टरों ने एक नई शोध में एक नये हार्मोन को ढूंढ निकाला है। इस डाक्टर दल ने नए खोजे गए हार्मोन का नाम एक ग्रीक देवी के नाम पर "आयरिसीन" रखा है तथा चूहों व आदमी पर परीक्षण कर सिद्ध कर दिया है कि उसमें कई तरह के अदभुत स्वास्थवर्धक गुण है। आदमी के व्यायाम करने पर "आयरिसीन" का कुल मिला कर शरीर के मेटाबोलिजम (पाचन व पौषण) पर अनुकुल प्रभाव पड़ता है। आशा है, कि यह हार्मोन "आयरिसीन" कुछ ही सालों में दवा के रूप में उपलब्ध हो जाएगा। उन लोगों के लिए जिनका दुर्घटना या ऑपरेशन के कारण व्यायाम बंद हो उनका भी विकारों से छुटकारा दिलाने में सहायक सिद्ध होगा।

यह भी देखा जाता है कि मजदूर लोग साल के 365 दिन भी काम करते हैं तथा रोग कम से कम। एक राज मिस्त्री सुबह से शाम तक ईंट के साथ ईंट व ईंट के ऊपर ईंटों की लाइनें लगाता रहता है चाहे मौसम सर्दी, गर्मी या बरसात का हो, कुछ न कुछ व्यायाम तो हुआ ही। जब कि

उच्च व मध्यम श्रेणी के लोग पंखे व A.C. के नीचे रहते हैं तथा व्यायाम के नाम पर शाम की सैर वह भी कभी कभी। उसमें भी गप्पें, वह भी दिल की भड़ास निकालते हुए। पत्थर तोड़ने वाली औरतें शाम को बच्चे को जन्म देकर अगले दिन सुबह फिर पत्थर तोड़ रही होती हैं। यही है असली व्यायाम के लाभ।

आओ हम इस "आयरिसीन" पौष्टिक तत्व को व्यायाम द्वारा बढाएँ

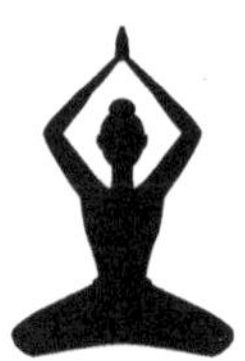

33. ब्रह्मचर्य

व्यायाम के साथ साथ यदि ब्रह्मचर्य का पालन व प्राणायाम किया जाए तो क्या कहना? ग्राज यूनिवरसिटी (वियना) के विज्ञानकों ने अपने अध्ययन में पाया कि शुक्राणुणों में पाया जाने वाला कैमिकल- स्प्रमीडाईन, कोशिकाओं को नष्ट होने से बचाता है। इस तरह यह कैमिकल उम्र बढ़ने कि प्रक्रिया को धीमी करने के साथ साथ मनुष्य की रक्त कोशिकाओं के जीवन काल बढ़ा सकता है। वही बात प्राणायाम की: उससे फेफड़ों में आक्सीजन ग्रहण करने की क्षमता बढ़ती है। यह आक्सीजन खून में मिश्रित हो कर प्रत्येक अंग में पहुंच कर एंटीऑक्सीडेंट का कार्य करके अंगों की आयु बढ़ाती है जिससे स्वतः ही आयु लम्बी हो जाती है। हमने अपने जीवन में कई ऐसे लोग देखे हैं जो असल आयु से कहीं कम आयु के दिखते हैं। थोड़ा गहराई में जाने पर पाया कि लोग ब्रह्मचर्य के पालन के साथ साथ व्यायाम व प्राणायाम का नित्य अभ्यास करते हैं। और भी विशेष बात यह है कि लोग आए दिन छोटी मोटी बीमारियों से तो मुक्त रहते ही हैं, अतः दवाइयों का सेवन भी नहीं करते और इनके चेहरे से नूर (Aural glow) यानि कि आभा झलकती रहती है।

अत: क्यों न हम भी उपर दिए हुए ब्रह्मचर्य व प्राणायाम को अपना लें तथा स्वस्थय रहें। अपनी असली उम्र से कम नज़र आएं और बिना दवाई के भी हृष्ट पुष्ट दिखें। आप सब ने कई साधू संत व ब्रह्मचारी देखे होंगे जो हट्टे कट्टे तथा ओज से भरपूर दिखते हैं ब्रह्मचर्य उनके चेहरे से झलकता है, मैंने स्वयम 50 की आयु में अपनी पत्नी से रिश्ता बदल कर भाई बहन का कर लिया। आप भी, आज ही प्रण करें तथा डट जाएं इस नेक काम में। हम भी

आयरिसीन हारमोन को व्यायाम द्वारा बढाएँ व ब्रह्मचर्य से अपने ओज़ को बढाएँ और स्वस्थ्य रहें।

"यदि स्वर्ग पाना है

तो मरना पड़ेगा"

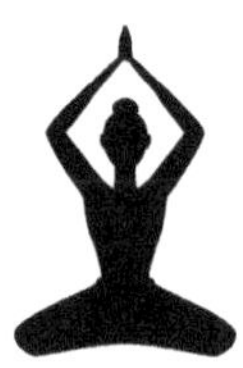

34. बीज सेहत के

एक दिन मैं करियाने/पंसारी की दुकान पर साबुन लेने पहुंचा तो देखा कि एक चिर-परिचित शाम मुरारी दुकान पर अलग अलग बीज - खीरा, ककड़ी, खरबूजा, कद्दू, घीया अलसी, कौंच आदि के बीज मांग रहा था। मैंने यों ही पूछ लिया कि शाम मुरारी जी खीर में इतने सारे बीज नहीं पड़ते, प्रोग्राम क्या है? उत्तर, डोगरा जी, आप से क्या ही छुपाना, मैं ये बीज शरीर की सेहत के लिए ले जा रहा हूं। इससे पौष्टिक लड्डू बना पर खाऊंगा, क्योंकि शरीर में जो कुछ कुछ कमजोरी लग रही है। मैं चाहता हूं कि शरीर में जान आ जाए तथा कुछ स्वास्थ्य भी बन जाए। बहुत अच्छा, बहुत अच्छा। दुकानदार के सामने मैं कुछ नहीं बोला। लेकिन बाद में फोन पर लम्बी चौड़ी बात कर डाली।

शाम मुरारी जी, आप की उम्र 45 के आस-पास है। आप को कौंच के बीज क्यों चाहिए है? यह समय आपका बाणप्रस्त आश्रम की तैयारी का है और आप कौंच के बीजों द्वारा शक्ति ढूंढ रहे हैं। शाम मुरारी जी यह बीज इतने शक्तिशाली कैसे हैं जो इस उम्र में शक्ति बढ़ा देंगे? शाम मुरारी: यदि इनको धरती में बो दिया जाए तो पौदे तैयार हो जाएगें। पौदों से पेड़ हो जाएंगे। मैंने: बहुत खूब। क्या आप जानते हैं कि आपका वीर्य/ शुक्र/ ओज भी यही कार्य करता है। इन बीजों से आप का स्वास्थ बने या न बने क्योंकि इन बीजों से रस, रक्त, मांस, मेध, अस्थि, मज्जा और वीर्य जा कर सातवें स्थान पर बनेगा और कितना बनेगा और बनेगा भी या नहीं परन्तु आपने पहले बना हुआ कीमती वीर्य (बीज) शुक्र या ओज व्यर्थ ही खो दिया।

आप कह रहे थे कि इन बीजों को बोने से यही बीज अंकुरित होकर पौदे, और पौदों से पेड़ बन जाएंगे। क्या आपको नहीं मालूम कि आप का वीर्य कितना शक्तिशाली है यदि इसको बो दिया जाए तो पहले भ्रूण फिर भ्रूण से बच्चा और फिर एक इन्सान, आप जैसा ही बन जाता है और

यदि वही वीर्य अपने शरीर में रह जाए तो शरीर की काया ही बदल देता है- क्योंकि इसे ओज भी कहा जाता है। अतः चेहरे का ओज बढ़ जाता है, शरीर पुष्ट हो जाता है, और तो और उम्र को पीछे धकेल देता है अर्थात बुढ़ापा भी देर से आता है। ऐसा है हमारा वीर्य व ओज अर्थात बीज। शाम मुरारी जी आपका ओज कहां है? फिर भी कौंच के बीज ढूंढ रहे हैं (कौंच के बीज संभोग शक्ति बढ़ाते हैं)। शाम मुरारी: डोगरा जी, हमें इतना ज्ञान किसी ने नहीं दिया। बुरी संगत ने मुझे बर्बाद कर दिया। मैं उम्र में आपसे कहीं छोटा हूं लेकिन देखने में आप छोटे दिखाई देते हो।

डोगरा जी, जो आपने मेरी बंद आंखें खोल दी हैं मेरी इच्छा है कि जो ज्ञान आपने मुझे दिया है वैसा ही ठीक औरों को कृप्या दें ताकि मेरी तरह भटके हुए साथी भी ठीक रास्ते पर आ सकें। क्योंकि मैं वीर्य को मज़े के लिए समझता था। मैं इसे नष्ट करने के लिए उम्र 17 वर्ष से लगा हूं। इसीलिए मैं आप से बूढ़ा लगता हूं। कृप्या औरों को भी बचा लो। उसके लिए चाहे आप जगह-जगह भाषण करो यो फिर पुस्तक लिख पर औरों में बांट दो।

- Clippnigs From: Everybody Guide to Natural Cure

"Any Acute Disease" is a Natural attempt on the part of body to protect and free itself from the harmful effects of poisons generated and accumulated in the system as a result of wrong living, dietetic and idle living.

By: Harry Benjamin: Every body's guide to Nature Cure 1954 Edition

आदमी बूढ़ा कब होता है?

आदमी कितने साल जिया, उससे बूढ़ा नहीं होता है परन्तु जब वह नवीनता या नवीन काम करना बंद कर देता है तब वह बूढ़ा होना आरम्भ हो जाता है।

जब वह सोचता है कि उसने जो करना था वह कर लिया है और अपने जीवन से संतुष्ट है। उसमें संसार से आगे आगे या फिर बराबर चलने की उमंग नहीं और सोचता है कि जो है सब ठीक है इस के सिवा और किया जाए तो उसी समय वह बूढ़ा हो जाता है।

यदि उम्र ज्यादा हो जाए तो नवीनता योग में ढूँढें। नये नये आसन खोजें उसमें क्या और कैसे? इसे करने से किया लाभ? और वह भी कैसे?

यह सब प्राप्त करने के पश्चात दूसरों के लिये प्रेरणा बने। क्योंकि चलना ही जीवन है तथा रुकना मृत्यु है। सदा ही विद्यार्थी बने रहो।

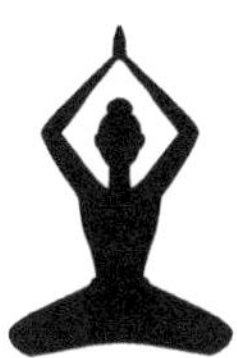

35. दर्द -हमारा मित्र

एक आदमी को बाएं बाजू में अचानक बहुत तेज़ दर्द उठा और वो बेचैन हो गया यहां तक कि पसीना (वह भी सर्दियों में) भी सारे शरीर पर आ गया। बाद में पता चला कि उसके हृदय में कष्ट है।

दूसरी उदाहरणः एक 15-16 साल के बच्चे के पेट में दाईं ओर नाभि से नीचे बहुत तेज़ दर्द उठा जो बाद में पता चला कि अपैंडेक्स का दर्द है। यह भी पता चला कि ठीक समय पर ज्ञात हो गया अन्यथा अपैंडेक्स यदि फट जाता तो जान खतरे में पड़ जाती या फिर जा भी सकती थी। ऐसे ही दर्द किडनी की पत्थरी का होता है।

इसी तरह अलग अलग उदाहरण हैं। नाम लेकर क्या होगा, निष्कर्ष यही है कि दर्द ने बता दिया खतरा है सावधान हो जाओ।

आओ विचार करें कि यदि इस दर्द को न सहते हुए, किसी भी दवाई से, टीका या बेहोशी की दवा से समाप्त किया होता तो इस किडनी क्या हो गया होता?

यह बात खतरे की है लेकिन आए दिन मैडिकल स्टोर से, रोगी स्वयम, दर्द निवारक दवाएं ऐसे ही ले आते हैं तथा खुराक समझ कर खा लेते हैं चाहे दर्द दांत को हो या फिर कान का या फिर उपर दिए हुए कारणों से या फिर और किन्हीं और कारणों से। उनको पता भी है कि ये दर्द निवारक दवाएं कितनी हानि करती हैं यानि कि किडनीं पर बुरा असर डालती हैं। यह भी कहते सुना गया है, "किडनी पर असर पड़ता पड़ता पड़ेगा परन्तु जान तो आज जा रही है"। हमारे मित्र, दर्द, ने हमें चेतावनी दी है लेकिन यह कभी नहीं कहा दर्द निवारक गोली ले लो।

दर्द निवारक दवाइयों की बात हो रही है परन्तु एक दवाई बीच में ही सेंध लगा रही है और वह है स्टीराइडज़ (Steroids)। दुख की बात है कि यह दवाई धड़ल्ले से लिखी जा रही है (किडनी के केस में) तथा मिल भी रही है उपयोग उसी तरह से हो रहा है। मुझे भूला नहीं है एक सज्जन का मुंह फूल रहा था व शरीर भी फैल रहा था। जब उसको पूछा गया कि कष्ट क्या है? तथा उसके लिए दवाई क्या चल रही है? तो उसने बताया कि उसे चर्म रोग है। जब उसकी दवाई को मैडिकल स्टोर में दिखाया गया तो जवाब आया कि इस दवाई का उपयोग न करें क्योंकि यह स्टीराइड है। **हैरानी**: एक डाक्टर पर्ची पर दवाई लिख रहा है और दूसरा डाक्टर उसे खाने से मना कर रहा है।

आर. सी. टी. (R.C.T) Root Canal Treatment या फिर ऐसा ही, दांत जब दर्द करे उसको दिमाग से जोड़ने वाली नाड़ी को हटा दिया जाता है तांकि दर्द का पता न चले। ऐसे हालात तब होते हैं जब गर्म ठंडा खाना या पानी या अन्य तरल पदार्थ दांत के संपर्क में आते हैं या फिर कुछ सख्त चबाया जाए। या फिर दांत को ढकने वाले मसूहे में पस पड़ गई हो कुछ भी दांत का दर्द दिमाग को न पहुंचे, चाहे कुछ भी हो जाए। अतः दांत दर्द का कारण ढूंढा जाए न की दर्द की खिड़की बंद कर दी जाए। अतः दर्द हमारा मित्र है।

यहां यह भी बता दिया जाए यदि किसी की हड्डी में हल्का (बाल जैसी या बाल जितनी Hair line crack) तोड़ फोड़ हो जाए तो भी दर्द होगा जिसका सावधानी से परहेज़ से सहन करना होगा और क्रैक बढ़ नहीं सकेगा। अतः दर्द मित्र है। यही हाल कैंसर से पहले का है।

क्योंकि "Coming events forecast their shadows before."

सारांशः- दर्द होना, आने वाले बड़े रोग की चेतावनी है या फिर ताज़ी ताज़ी चोट का ज्ञान। अतः दर्द पर आंख न मूंदे। अपितु विचार विमर्ष से असली दर्द का कारण तथा समय रहते ही निवारण व उपचार किया जा सके। मन को, स्वयम से ही (through Autosuggestion) ठीक होने के लिए समझा दें।

बच्चों की स्मरणशक्ति

बच्चों की स्मरणशक्ति (Memory) क्यों तेज़ होती है? क्योंकि प्रत्येक बच्चा माँ की कोख में 9 महीने उल्टा ही रहता है। इस का अर्थ है कि उस के दिमाग को अधिक से अधिक रक्त मिलता है। जब कि हम लोग जब 60 साल तक पहुँचते हैं तब तक "मैमोरी" स्मरणशक्ति कमजोर हो चुकी होती है व इतनी तेज़ नहीं रहती, तो लोग कहते हैं कि वह सठिया गया है, इसी तरह 70 का 72 का हो गया है, 80-81 की तो बात छोड़ो। अतः योग करो जिससे हमारे मस्तिष्क को रक्त मिलता रहे तथा मैमोरी भी तेज़ बनी रहे और झुरियां भी नहीं पड़े। एक और भी कारण: स्मरणशक्ति तेज़ होने का वह यह कि दिमाग का बचपन में अधिक हिस्सा खाली रहता है।

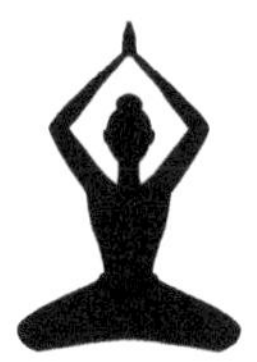

36. रक्त

हमारा दिल एक संकोचन में लगभग 81 मिलीलिटर रक्त पंप करता है। यही दिल एक मिन्ट में 72 बार धड़कता है अर्थात 72 बार संकोचन व अकोचन करता है। इसका अर्थ है कि मिनट में 5.5 लिटर (लगभग) रक्त पंप करता है।

अतः खाना खाने के पश्चात बज्र आसन में बैठना चाहिए जिससे कि टांगे को रक्त कम जाएगा तथा ज्यादा रक्त पेट की ओर बढ़ जाएगा और जिससे भोजन आसानी से पच (हज़म) जाएगा।

यदि हमारा रक्त दूषित हो जाए (जो अक्सर गलत खान पान से स्वभाविक है) तो अनेकों रोग शरीर को घेर लेते हैं।

1. चमड़ी के विभिन्न रोग होंगे नाम कुछ भी हो।

2. रक्त कैंसर का रोग हो सकता है।

3. दूषित रक्त जब और अंगों में पहुंचेगा तो उन अंगों को दूषित करेगा तथा नए नए रोग पनपेगें।

4. पक्षाघात, फीलपांव, आंत का गुच्छा (वेरिकोस वेंस, दिल का रोग इत्यादि।

5. रक्त की रूकावट (Heart Blockage)

   अतः भोजन सातविक व प्राकृतिक होना चाहिए। रक्त में रूकावट या रुकावटें भी असमय मृत्यु का कारण भी बनते हैं।

6. आज कल दिल का दौरा व दिल का आप्रेशन एक आम बात हो गई है।

7. जितने भी रोग प्रत्येक दिन जो सुनते हैं, वहां इस रक्त का योगदान होता ही है। इस रक्त पर गहरी दृष्टि बनाए रखने के लिए 45 साल के बाद प्रत्येक वर्ष किसी भी लेब में टैस्ट करवाते रहें व सावधान रहें अपने खान पान में। किसी प्रकार का तामसिक व राजसिक भोजन न करें और न ही CRAP फूड (भोजन) लें अन्यथा बेमौत मारे जाओगे. बिना किसी इलाज के।

CRAP: Food का अर्थ हैः-

C:- Carbonated drinks:- आज कल बाजार में ढेरों ठंडे ड्रिंकस प्रचलित है परन्तु इन ठंडों का प्रयोग न करें।

विशेषः- यह अक्सर देखा गया है लोग यह कहते सुने गए हैं बच्चों को खाने दो, पीने दो, कुछ नहीं होता इन की उमर है। जब कि हमारे पड़ोस में कालेज जाने वाला लड़का एक पैकेट कुरकुरे ले आया साथ में ठंडे की बोतल भी। पहले वह कुरकुरे खाता रहा तथा बाद में ठंडे का नंबर लगा। जैसे ही ठंडा पेट में पहुंचा एक दम झाग ने गले में आकर गला बंद कर दिया। घर में और कोई नहीं था अतः वह मृत्यु की गोद में लेट गया।

R:- Refined Food:- यानि कि मैदा, चीनी. इत्यादि भोजन से परहेज़।

A:- Artificial Food:- जो असली नहीं है वह सब आर्टीफिशियल है। कृप्या इन से दूरी बनाएं रखें।

P:- Processed Food:-कच्चा भोजन छोड़ कर बाकी सब के सब Processed Food नाम लेने से क्या होगा। खोए की बर्फी भी न लें वह भी Processed भोजन है।

एक और उदाहरण: हमारा एक साथी दस दिन तक योग में नहीं आया पूछने पर उसनें बताया कि एक शादी में उसनें पनीर वाली सब्जी खा ली। उसका पेट खराब हो गया और अगले दिन बुखार भी हो गया तो उसने व्रत रख रख कर, व पेट पर ठंडी लपेट से दे कर स्वयं को ठीक कर लिया।

लड़का व लडकी में अंतर

बेटी अपनी माँ से पूछती है कि हिन्दी में भैया और मैं दोनों ही वह कहकर पुकारे जाते हैं।

परन्तु अंग्रेजी में भैया को ^^ही^^- "HE" और मुझे ^^शी^^- SHE कह कर बताया जाता है। माँ ऐसा क्यों?

माँ का उत्तर: बेटा तो "ही" (He) से जाना जाता है, परन्तु मेरी बेटी She (S HE "ही") से जानी जाती है जबकि यहां 'S' का अर्थ Superior (अति उत्तम)। अतः She का अर्थ हुआ Superior He अर्थात आप भैया से Superior हैं। है कि नहीं?

Further difference between MAN & WOMAN Man is only Man but woman is WO man i.e. Wonderful Man.

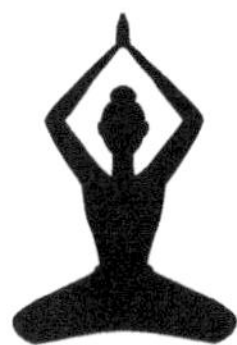

37. यदि योग नहीं तो यह दवाइयां अवश्य

1. व्यायाम प्रतिदिन अवश्य करें, दवाई है।

2. व्रत अवश्य रखें, दवाई से बढ़ कर है।

3. प्राकृतिक भोजन करें, अर्थात फल व सब्जियां जैसे हैं, वैसे ही खाएं।

4. जी भर कर हंसे यदि क्रोध आए तो अवश्य जोर से हंसे।

5. खाना बिना पकाए खाएं यानि कि बिना पकाए खाएं अर्थात सलाद लें।

6. नींद भी दवा है, दिल खोल कर सोएं।

7. सूरज की धूप भी दवाई, खूब धूप सेकें। सर्दियों में यदि ठंड लगे तो धूप तथा गर्मियों में सुबह शाम की धूप अच्छी है- दवाई है।

8. अपनेआप से प्यार करें - दवाई है।

9. औरों को भी प्यार करें - यह भी दवाई है।

10. जहां तक हो सके ईश्वर को धन्यवाद करें।

11. गलती को क्षमा करें, अपने अंदर विष न पनपने दें। बढ़िया दवाई है।

12. उस ईश्वर का धन्यवाद करें अर्थात बहुत व व्यर्थ विचारों में न उलझें, उसका ध्यान आवश्यक है - यह भी दवाई है।

13. समय पर भोजन करें और वह भी मात्रा में कम।

14. अच्छी संगत रखें यानि कि अच्छे दोस्त बनाएं।

15. ठंडे पानी से नहाने की आदत डालें, नहाने से पहले मालिश करें।

16. सुबह उठते ही अपने मुंह का थूक अपनी आंखों में डालें, और वह भी बिना कुल्ला किये। मन गलत विचारों व दिशा में न जाए। विचार शुद्ध व पवित्र बने रहेगें। ध्यान अच्छे विचारों पर ही होगा तो ओज चेहरे व चमड़ी पर चमकेगा।

17. बहुत पानी पीयें। झुरियां नहीं पड़ेगी।

18. अधिक भोजन की लालसा छोड़ दें। भूख रख कर खाएं।

19. यदि आप के बाल सफेद होने लगें या हो गए हों तो इस का अर्थ यह नहीं की आप बूढ़े हो गए हो। बाल न रंगे। अपने आप पर भरोसा रखें कि नई शुरूआत हो रही है।

20. कुछ न कुछ नया करें या फिर सीखते रहें। सीखने से चेतना बनी रहती है और मनुष्य भूल जाता है कि कोई तनाव हे। यह भी दवाई है।

21. "An idle mind is devil's workshop" therefore keep yourself busy.

22. जितनी पगार मिलती है उससे अधिक काम करने की आदत डालें। अधिक काम करने से दक्षता अधिक आएगीं। आपका ज्ञान व दक्षता भी बढ़ेगी जो कि अधिक लाभदायक है। आप की पगार से अधिक लाभ पहुंचनी वाली सिद्ध होगी। यह भी दवाई है।

23. गर्मी के मौसम में जब सब्जी की कमी हो जाए तो चने, मूंगी सोयाबीन आदि अंकुरित कर सलाद बना कर खा लें या फिर सब्जी बना लें, किसी भी दवाई से अच्छी सिद्ध होगी।

रोग तथा तीन स्थितियां

रोग की तीन स्थितियां बन जाती हैं। तीव्र, जीर्ण व मारक

पहली स्थिति: तीव्र यानि कि इन स्थिति में शरीर अपने आप से विकार बाहर फैंकने (शरीर की शुधि) की प्रक्रिया आरंभ करता है। यदि इस स्थिति में शरीर की सफाई में सहायता न की जाए इसके विपरीत दवाई खाकर सफाई में रूकावट पैदा करें तो इसकी जीर्ण स्थिति स्वयम् ही पैदा हो जाती है।

दूसरी स्थिति: जीर्ण यानि कि रोग ने जड़ पकड़ ली अर्थात सफाई रुक गई और दवाई ने रोग को और पेचीदा बना दिया। अब शरीर की सफाई को और समय लगेगा। लेकिन इस नए रोग से छुटकारा पाने के लिए यदि और दवाई ली जाए तो रोग जीर्ण से मारक बन जाता है।

तीसरी स्थिति: मारक रोग, जब शरीर सफाई से हटकर तीव्र से जीर्ण और जीर्ण रोग को, और दवाई से दबा दिया जाए तो रोग मारक बन जाता है। अब तो रोग ही मारक (मारने वाला) बन गया। इस हालात में शरीर में कोई सुधार नहीं। रोगी दवाएं के सहारे सारा जीवन काटने को मानसिक रूप में तैयार हो जाता है। जैसे जुकाम से नुयोरो केस, कब्ज से भगंदर, अलर्जी से अस्थमा हो जाता है इत्यादि। अतः शरीर जैसे ही रोगी होता है तो व्रत रखकर शरीर की शु) की आवश्यकता को पूरा करें।

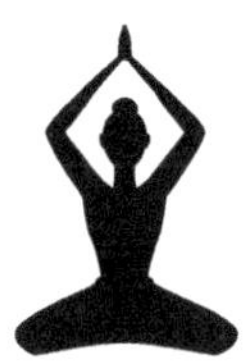

38. पथ्य

एक व्यक्ति को काफी समय से खांसी आ रही थी। वह धूम्रपान का आदी था और चाट-खटाई आदि खाने का शौकीन था। वह जिस वैद्य के पास इलाज के लिये जाता, परहेज़ की बात पहले सामने आती, परन्तु वह परहेज़ के लिये राजी ना होता। अंत में एक वैद्य उसका हाल सुनकर बोला, "आप मेरी दवा लेते रहें और चाहे जो मर्जी खाते पीते रहें"। वह रोगी बोला, "यह तो बहुत ही अच्छी बात की है आपने, यही तो मैं चाहता हूँ। धन्यं हैं आप, जो ऐसी दवाई दे सकते हैं जिससे परहेज़ के बिना भी लाभ हो सकता है। वैद्य जी ने कहा, "एक नहीं तीन-तीन लाभ भी होंगे।" वह रोगी चकित हो कर बोला, "एक नहीं तीन-तीन लाभ होंगे" वे कौन कौन से लाभ हैं जो मुझे प्राप्त हो सकते हैं? परहेज़ भी कोई नहीं और लाभ भी तीन-तीन"। वैद्य जी: पहला लाभ यह कि घर में चोरी नहीं होगी, दूसरा लाभ यह कि आप को कभी कुत्ता नहीं काटेगा और तीसरा लाभ यह होगा कि बुढ़ापा भी आप से दूर रहेगा"। वह रोगी वैद्य जी की बात सुनकर हैरान हो गया और ख़ुशी से उछलता हुआ बोला: यह तो चमत्कार हो जाएगा, परन्तु बिना परहेज़ के भी ये तीन लाभ किस तरह से हो सकेंगे, मेरी इस शंका का समाधान करने की कृपा करें। वैद्य जी बोले: "जरूर! बदपरहेज़ी करते रहे तो खांसी कभी अच्छी नहीं होगी, बल्कि बढ़ती जाएगी। रात दिन खांसते रहे तो चोर घर में घुसेगा ही नहीं। खांसते खांसते इतने कमजोर हो जाओगे कि लाठी पकड़े बिना चल नहीं सकोगे। लाठी पास में रहेगी तो कुत्ता पास ही नहीं आएगा तो काटेगा कैसे? दुर्बलता इतनी बढ़ जाएगी कि भरी जवानी में ही मर जाओगे, फिर बुढ़ापा आने का सवाल ही पैदा नहीं होगा"।

सारांश: पथ्य (परहेज़) करो तो दवाई की जरूरत नहीं और यदि पथ्य ना करो तो भी दवाई की जरूरत नहीं। पथ्य करो और दवाई भी करो तो जुकाम

7 दिन में ठीक हो जाएगा लेकिन पथ्य करो और दवाई ना करो तो भी जुकाम एक सप्ताह में ठीक हो जाएगा।

वमनंकफनाशाय वातनाशाय मर्दनम्।

शयनं पित्तनाशाय ज्वरनाशाय लंघनम्।।

अर्थात कफ नाश करने के लिये वमन (उलटी), वातरोग में मर्दन (मालिश), पित्तरोग में शयन तथा ज्वर रोग में लंघन (उपवास) करना चाहिये। आयुर्वेद शास्त्र का सिद्धान्त है, रोगी होकर चिकित्सा करने से तो अच्छा है कि बीमार ही ना पड़ा जाए। और साथ ही:-

हमारा दिमाग (मस्तिष्क)

भगवान विष्णु खाना खाने लगे और माता लक्ष्मी उन्हें पंखा झुला रही थी। भगवान विष्णु ने पहला कौर तोड़ा तो वापिस थाली में रख कर, उठकर दरवाज़े की ओर बढ़ गए। थोड़ी देर दरवाज़े पर खड़े रह कर वापिस आकर खाना आरंभ कर दिया तो माता लक्ष्मी ने पूछा कि क्या हुआ? भगवान विष्णु ने उत्तर दिया कि मुझे किसी भक्त ने याद किया था, तो मैं उसकी सहायता के लिए गया था, परन्तु उसने मुझे भुलाकर कोई और साधन अपना लिया।

यही हाल हमारा भी है यहां विष्णु हमारा दिमाग (मस्तिष्क) है। जब शरीर में कोई कष्ट होता है तो हमारा मस्तिष्क उसको ठीक करने लग जाता है, परन्तु हम दवा दारू पर चले जाते हैं, जिससे तुरन्त लाभ तो होता है परन्तु समय के साथ हानि भी होती है। यही कारण है हमारे रोगों की जटिलता (जीर्ण) का है। जब दवा दारू का असर समाप्त हो जाता तो फिर वही स्थिति आ जाती है वही दवा दारू से पहले वाली। परन्तु यदि इस के विपरीत हम अपने दिमाग को, कष्ट ठीक करने के लिये कहेंगे, तो इलाज पक्का होगा।

"व्याधि मिद्रिय दौर्वल्यं मरणं चाधि गच्छति।

विरूद्ध रसवीर्याणि मुज्जानो नात्मवाजारः।।"

अर्थात जो आदमी अपनी आत्मा और देह के स्वास्थ्य की रक्षा न करे, जीभ के वश में होकर स्वाद का लालच व भोग में संयम न कर सके, वह बिमार, निस्तेज व अनेक रोंगों का शिकार होकर, मौत का शिकार हो जाता है।

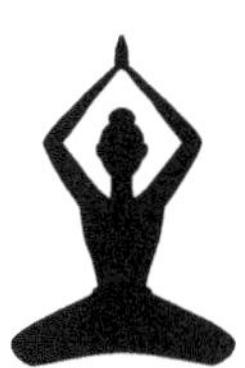

Bibliography

Everybody's guide to Nature cure	Thirteenth Impression May 1958
Healthy way of Healing	Dr. J.M. Jassawala 1974
Happy and Healthy Life	Brigadier PD Tewari 2017
स्वस्थ रक्षक	रस बैद्य प्रेम दत्त पांडे 1970
श्रीमद भगवत गीता	गीता प्रेस गोरखपुर अंक 2296
गरुडपुराण सारोद्धार	"
आरोग्य अंक 1592	"अंक 1592
ज्ञान का गुलदस्ता	इंजिनियर आर. के. डोगरा 2018
ज्ञान का झरना	2018
आसन एवं योग विज्ञानं	भारतीय योग संस्थान 2015

****"आरोग्य प्रकाश" लेखक वैद्य प.रामनारायण शर्मा"**

"वस्तुत: आवश्यकता यह है कि चिकत्सा-साधनों की आवश्कता ही कम होती जाए। यह तभी हो सकती है कि लोग तंदरुस्ती का श्रेष्ठ महत्व समझें और दवाओं पर आश्रित रहने की अपेक्षा स्वभाविक रूप से पूर्ण स्वस्थ रहने के प्रति सुरुचि सम्पन्न, जागरूक और सचेष्ट हों"

स्वस्थय कैसे

हमारे पूर्वज कई सैंकड़ों वर्षों तक स्वस्थ जीवन व्यतीत करते थे, जब कि हम सौ वर्ष भी नहीं पहुंच पाते हैं। ऐसा क्यों, इसलिए कि हमारे और उनके खान पान व रहन सहन एंव आचार-विचार में पर्याप्त परिवर्तन हो गया है। हम सात्विकता से बहुत नीचे गिर कर राजसिक, तामसिक भोजन व सोच पर आ गए हैं। **यदि आज भी हम पूर्ववत् आचरण करने लगें तो पुनः उतने समय तक स्वस्थ जीने का दावा कर सकते हैं।**

पश्येम शरदः शतं जीवेम शरम् श्रृणुयाम शरम्

शतंप्र ब्रवाम शरदः शतमदीनाः शतः स्याम शरदः

शतं भूयश्च शरदः शतम शतात्।। (यजुर्वेद)

अर्थात हम सौ वर्षों तक देखते रहें, सौ वर्षों तक जीते रहें सौ वर्षों तक सुनते रहें, सौ वर्षों तक हममें बोलने की शक्ति रहे तथा सौ वर्षों तक हम कभी दीन दशा को न प्राप्त हों। इतना ही नहीं, सौ वर्षों से अधिक काल भी हम देखें, जियें, सुने, बोलें, एवम् कभी दीन न हों।

मेरा यहाँ उद्‌श्य आप को डॉक्टर, हकीम, वैद्य अथवा ढोंगी बनाना नहीं अपतु अपने रोगों पर सोचना है कि रोग होते क्यों हैं? मेरा यहाँ वर्णन, इलाज कैसे और किस पद्धति से, करना नहीं, बल्कि निरोग रहना है, बीमारियाँ हमारे पास ना आयें और हम साल के 365.25 दिन स्वस्थ रहें। जैसे-जैसे मैं विस्तार से बताता जाऊंगा आप, अपने आप पाएंगें कि रोग सच मुच इन्हीं कारणों से होते हैं। यदि उन कारणों का निवारण किया जाए तो रोग होगा ही नहीं। जबकि आज का मनुष्य, झट-पटः गोली, चाहे गोल हो या चपटी या फिर पाउडर रूप में या फिर केपसूल में

हो या फिर किसी भी रंग में हो, मुंह में डाल कर पानी से गटक लेता है, नतीजा कुछ भी हो? अक्सर देखा गया है कि इन दवाइओं के गलत उपयोग से मृत्यु तक हो जाती है फिर दोष किस का? आजकल दवाई जहाँ मर्जी से ले लो। लोग स्वयमं डॉक्टर बन गये हैं या फिर मेडिकल स्टोर वाले भी डॉक्टर।

www.ingramcontent.com/pod-product-compliance
Lightning Source LLC
Chambersburg PA
CBHW040756120726
48005CB00012B/1199